身边生活看中医

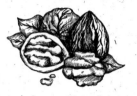

核桃山中宝，补肾又健脑。

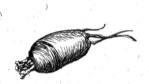

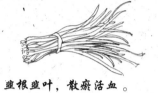

葱根葱叶，散瘀活血。

萝卜小人参，常吃有精神。

冬吃萝卜，夏吃姜。

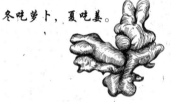

一天吃三枣，终生不显老。

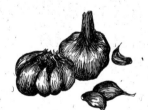

只要三瓣蒜，痢疾好一半。

张洪海/著

微中医第一辑

中国中医药出版社

北京

图书在版编目（CIP）数据

微中医 . 第一辑，身边生活看中医 / 张洪海著 . —北京：中国中医药
出版社，2019.7

ISBN 978 - 7 - 5132 - 5502 - 8

Ⅰ . ①微… Ⅱ . ①张… Ⅲ . ①中医学—普及读物 Ⅳ . ① R2-49

中国版本图书馆 CIP 数据核字（2019）第 048876 号

中国中医药出版社出版

北京经济技术开发区科创十三街 31 号院二区 8 号楼
邮政编码 100176
传真 010-64405750
河北省武强县画业有限责任公司印刷
各地新华书店经销

开本 880×1230 1/32 印张 9.25 字数 200 千字
2019 年 7 月第 1 版 2019 年 7 月第 1 次印刷
书号 ISBN 978 - 7 - 5132 - 5502 - 8

定价 49.00 元
网址 www.cptcm.com

社 长 热 线 010-64405720
购 书 热 线 010-89535836
维 权 打 假 010-64405753

微信服务号 zgzyycbs
微商城网址 https://kdt.im/LIdUGr
官 方 微 博 http://e.weibo.com/cptcm
天猫旗舰店网址 https://zgzyycbs.tmall.com

如有印装质量问题请与本社出版部联系（010-64405510）

谭 序

中医药伴随着中华五千年文明，本应深入国人骨髓，浸润到我们生活的各个角落。但是近现代以来，西风东渐，中医与我们渐行渐远，变主为客，在人们眼中成了另类。几十年来，不少仁人志士致力于振兴中医，虽一直在努力，但收效甚微。

当前中医面世有三：一曰中医科学研究，司空见惯的一个中药方子，灌到狗肚子里，得出一串实验数据，发表一篇洋码论文；二曰中医经典研究，言必古文，出必有处，整天之乎者也；三曰民间中医，守一秘方，一理不讲，玄之又玄。要知道中医的对象是众生，要让群众信中医，用中医，首先要使之懂中医，这里的懂是听懂。要让大家听懂中医，说起来容易，做起来却是难上加难。既要有深厚的中医理论，又要有扎实的临床基础，更需要足接地气，口吐白话。纵观当前中医临床与科普结合能如此者，凤毛麟角而已。

我院张洪海先生1982年毕业于山东省中医药学校，从医近35年，潜心临床，涉猎广泛，深受患者信赖。三年前他开始用微信的形式，通俗易懂地向群众介绍中医知识，令人耳目一新，交口称赞。开始我以为他不过是写写几篇，尝尝新奇而已，没想到他一日一篇，每晚必发，风雨无阻。不但无日久江郎之迹，反而愈写愈涌，内容引经据典又贴近现实，文采飞扬却又满口"俗话"，雅俗共赏。洪海先生在微信上用"微中医"的题目写中医，历时三年，成文近八百余篇。蒙中国中医药出版社垂青，今暂结集出版前三辑，将飨及更多群众。我们祝愿洪海先生的《微中医》见微知著，清泉长流。也期待洪海先生《微中医》第四辑、第五辑早日面世。

　　是以为序。

全国基层名老中医药专家

山东临朐县中医院院长

2017 年 12 月 28 日

前 言

感谢这个网络时代！我们可以在网络上发表自己的各种想法。自 2013 年开始，我试着在腾讯博客上写了点中医的东西，只是如往大海里扔了一块小石头，又像是一个庞大的交响乐团里的一只微弱的口琴，没多大动静，算是练了练手吧。

2014 年下半年的某一天，我在微信上看到一篇介绍当地野生草药的文章，猛然想到，我们这里也遍地是中药啊，于是萌生了在微信中写点东西的想法。几经思考，最后想到了写这个《微中医》，把自己每天的一些想法拿出来和大家共享，获取朋友们的批评和建议，以提高自己。

所以，《微中医》的"微"，首先是"微信"里的"微"；然后，也还有点微小、微渺的意思；最后是"微妙、精微"，因为中医的博大精深，从生活中去感悟，也有些微妙、精微吧。

说到中医，国人众口一词，皆曰"博大精深"。固然，"博大精深"是一定的，但中医又实实在在地渗透到我们每一个人的生活。日升月落是生活，春夏秋冬是生活；一日三餐是生活，夜宿一眠也是生活；婴儿出生是生活，老人故去也是生活……《微中医》就是想让中医回归到我们身边这些触手可摸的生活，让大家在生活中去体验中医，感受中医，运用中医。中医不是只有那些学士、硕士、博士们才懂的，其实我们大家都懂。

这是《微中医》第一辑，《身边生活看中医》，是诊余杂谈，每天夜晚，思考白天的诊疗经过，拣取大家关心的话题，做一些讨论。这个讨论随机发生，没有章法，想到什么说什么，拉拉杂杂，有病，有药，有方。期待大家的批评和建议。

　　最后，衷心感谢中国中医药出版社林社长、农老师、朱老师的鼎力帮助！感谢我们医院院长、全国基层名中医、山东省名中医谭波先生百忙中为本书作序。

张洪海

2017 年 12 月 26 日

目 录

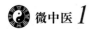 微中医 1

开/篇/的/话

亲爱的各位朋友，元旦好！

心中酝酿许久的《微中医》选在这个一元复始、万象更新的良辰吉日开篇了。写这个东西的宗旨是用尽可能通俗的语言，和各位朋友讨论、学习中医。大家都知道中医是国粹，是我们老祖宗留下来的宝贝。每个人在身体不舒服的时候也都会想到中医，但是，又都认为中医深奥难懂：阴阳五行，之乎者也的。

其实，中医就是我们的生活，是每一个人身边实实在在的生活。中医来源于生活，也一定能回归到生活。这就是我写《微中医》的唯一目的。如果能通过《微中医》，让大家都能在生活中去体验、感知中医，在日常的养生保健、疾病治疗中能够完整、自如地理解、应用中医，我就心满意足了。

在《微中医》中我有这么两点原则，一是尽量用通俗易懂的语言，引用的经典原文也做出解释；二是所列方药，必须是亲验经历的，不道听途说，不照抄他人。但毕竟是一家之言，中医治病，最讲究辨证论治，因人而异。每个人情况都不相同，我用有效的方，别人用不一定都有效，所以，请大家斟酌理解。也欢迎大家提出宝贵意见和建议。

2015 年 1 月 1 日

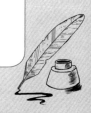

微中医 *2*

感冒（1）

这些日子感冒肆虐。今天下了一点小雪，其实下雪后感冒会减少的。在冬天，如果没有雪，只是干冷，才最容易使人感冒。

感冒，是对我们自身抗病力和自我修复力的一次检验。有俗话说，人在四十岁之前，每一次感冒发热，是"一场春雨一场暖"，尤其青少年，每一次感冒是对身体抗病力、自我修复能力的锻炼；若是四十岁以后，可能就是"一场秋雨一场寒"，自身的抗病能力和自我修复能力下降，不耐冲击。所以，年轻人感冒是完全不必紧张的。一旦感冒，我们的自身抗病力会奋起抗病，然后会自我修复。我们需要做的，是具备一点忍耐力和给它们提供良好的后勤保障：充足的饮水和充分的休息。

2015 年 1 月 1 日

微中医 *3*

感冒（2）

还说感冒。

凡是感冒，不论是冬天还是夏天，都是在身体皮肤的温度从高向低——尤其是突然地降低——大幅度降低的时候发生。在温热的情况下，皮肤毛孔是开放的，突然的寒冷，使毛孔突然地关闭，这样，就把这种寒气留在皮肤了。所以，感冒多因受寒，受寒多有发热。这个热，是我们身体在受寒后的正常反应，是身体的抗病能力。因为，只有热，才能胜寒、祛寒，才能用这个热把毛孔重新打开，让所受的寒气散发出去。所以，这个热不能消，不能退！只能因势利导，顺势而发，让这个热能够顺利地驱散所受的寒气。前面说到，我们唯一、必须做的就是保证充足的饮水和充分的休息。

身体发热时会大量消耗水分，而充足的饮水是其必要的补充。只有及时补充了充足的水分，才能既祛邪又不伤人。很多病人在感冒发热后出现肺炎、肾炎、心肌炎等病，大多是因为缺水，身体在失水的情况下，不能抗御邪气，导致邪气入里。

充分的休息是为了保证身体能集中力量发散外邪，抵御邪气。没有谁能够在重体力活动或睡眠不足时让感冒自愈，反过来，一般感冒，在充足饮水和充分休息的情况下，几天的时间，就会自愈。

2015 年 1 月 ? 日

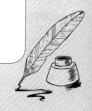

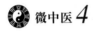 微中医 4

感/冒（3）

继续说感冒。

如果没能好好休息或没有及时多喝水，我们自身的热没有将寒气发散出去，感冒加重，就需要治疗。感冒既然是寒气伤人，那么治疗的方法就只有驱散这个寒气。要驱散这个寒气，就只有用辛温发散的方法。

辛温发散，辛是辛辣，辛辣有发散的作用，我们吃大蒜、大葱、辣椒，都会出汗，就是这个发散的作用。温是温热，既是寒气，必用温热，温热能散寒气。冬天里我们从外面回家，浑身冷透，都会去火炉子边烤烤，或者是暖气边暖和，没有谁去冲个冷水澡的，这就是热能胜寒。

所以，感冒受寒，用辛辣发散，用温热祛寒胜寒，是自然之理。就如家里进了小偷，若关闭大门捉拿，他会狗急跳墙，拼死一搏；若开门驱赶，贼见有备，会早早溜之，然后我们关门安寝，平安大吉。

治感冒，驱贼之法多多，容明日再讲。

2015 年 1 月 4 日

微中医 *5*

感冒（4）

今天说感冒治法。前面说治感冒用辛温发散，以驱邪外出，常用方法有：

（1）热开水。趁热喝，喝至鼻头出汗。

（2）姜汤。无论大人小孩，外出淋雨着凉，到家喝碗姜汤，以发散寒气，不使感冒。

（3）厨中十全翡翠汤。这个方子是姜汤的扩大。生姜、大蒜、芫荽（即香菜）、生葱、竹叶、白菜根、橘子皮、萝卜、梨、冰糖。感冒初期，用姜、蒜、白菜根、香菜为主；中后期，咳嗽痰多加萝卜、竹叶；干咳无痰，加梨。各种食材不拘多少，煮水随时饮用。因是厨中常见食材，所以名之曰"厨中十全翡翠汤"。有歌诀云："厨中十全葱蒜姜，白菜竹叶芫荽襄，梨橘萝卜加冰糖，四季感冒有效方。"

（4）温水浴足。受寒后以温水浴足，至鼻头出汗。这个方法，在汗欲出未出时，常令人闷热烦躁，此时可喝开水或姜汤，内外交攻，待汗孔散开，浑身汗出，则焕然清爽矣。

（5）跑步发汗。这个方法青壮年可用。受寒后到户外（无风处）快走或慢跑，至出汗，回家再多喝些开水，好好休息，睡一觉，一般感冒也会好的。

（6）小儿推拿。这是小儿感冒的首选方法，既无服药之弊，又有强体之利，具体方法颇多，请大家上网自查或请教专家。

（7）中药。若上述方法依然无法治愈，就需要吃点中药了。

治感冒的中药方剂很多，安全而有效，不易损伤人的正气，是治疗感冒的首选。

以上诸法，是治感冒早期。至于邪气入里，变生多端，我们这小小微中医容纳不了。

2015 年 1 月 6 日

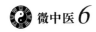 微中医 *6*

咳 / 嗽

　　咳嗽不独感冒有，只是感冒多见。昨天的"厨中十全翡翠汤"，治感冒咳嗽，不论早、中、晚，都可随症加减，方中有详论。

　　除感冒外，中医认为，"五脏六腑皆令人咳，非独肺也"。咳嗽与肺关系最大，但仔细琢磨，咳嗽的根源在咽喉和气管。咽喉气管不利，或寒或热，或痰或郁，都会引起它的不通畅，于是咳嗽一下，想要咳出使它不舒服的东西，一下不行，二下三下，于是就成病了。所以，治咳嗽重在利咽喉清气管，而不是单纯止咳。

　　受寒可用姜汤，有热可煮竹叶水，也可拔罐、捏疮，有痰用二陈汤，气机郁结用柴胡疏肝散等，需要因人而异，因病而异。

2015 年 1 月 7 日

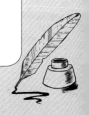

微中医 *7*

慢/性/咽/炎

昨天《微中医》谈到咳嗽根源在咽喉气管，北京同学在评论中谈到，清末名医黄元御提到咽喉不利的根源在胃气不降。今天顺着这个话题说慢性咽炎。

咳嗽根源在咽喉不利，咽喉不利原因有多种，急性还是多与肺有关，慢性则多与胃相关。胃有郁热，咽喉为胃之上口，火热上炎熏蒸，导致咽喉不利。就如炉子和烟囱，火炉是胃，咽喉为烟囱，火炉在下面烧，烟囱自然要有烟尘。所以，慢性咽炎根源在胃，是对的。

有个常用方治慢性咽炎：生地黄12g，枳壳6g，半夏6g，黄芩10g，大便干加大黄6g。开水冲泡，代茶饮，比用麦冬、胖大海类效果好些。这就是个清胃降火的意思。

2015 年 1 月 8 日

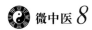 微中医 8

鼻/炎/、副/鼻/窦/炎

鼻为肺之门户。我们肺呼吸的气都是从鼻孔出入。所以，肺气利则鼻通畅，肺气不利则鼻堵塞，肺受风寒则鼻流清涕，肺有邪热则鼻流黄涕，肺热伤络则鼻衄，肺阴不足则鼻干燥。

鼻炎以热居多。初感风寒，若治疗及时，邪气未能入里即已祛除，则肺无恙，鼻亦无恙。若邪入里化热，邪热熏灼门户，鼻炎生矣。治肺亦即治鼻，治鼻必从肺治。

过敏性鼻炎，遇冷则喷嚏不止，清涕涟涟，是肺气虚弱，卫外不固。用温肺固表，桂枝汤加黄芪：黄芪 30g，桂枝 12g，炒白芍 20g，防风 10g，黄芩 12g，甘草 10g。水煎服。

副鼻窦炎，为鼻炎之延伸，邪热内传鼻窍。往往缠绵难愈。用蜂房 6～10g，切碎，鸡蛋一个拌匀，蒸或炒熟食之，日二次。

另一验方，治鼻炎副鼻窦炎：黄柏 30g，香油 100g。同放锅内小火加热，至黄柏成焦黑色，滤去黄柏，香油点鼻，日2～3次。

2015 年 1 月 8 日

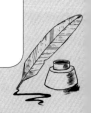

微中医 *9*

三/九/干/冷，谨/防/流/感

今天三九四，依然无雪，干冷。自然造化，须水火相济。春夏天，温热而水足则众生生长茂盛，若温热无水则干焦枯萎；秋冬天，寒冷而水丰则利于众生过冬，寒冷而无水则大地干裂，树木干焦无生气。今冬干冷不已，大地脆裂，众生潜藏无依，至春天会势衰力微。

冷而无水之滋润，这个冷是冷而硬，冷而脆。硬而脆的干冷自然之气流行大地，会激活天地间疫毒戾气，这种疫毒戾气侵袭人体，轻则流感，重则瘟疫。

天地流行之气，我们不能不呼吸，所以无法避免。只有慎起居，善饮食，节欲养精，增强我们自身的抗病能力，才是唯一的选择。

2015 年 1 月 12 日

微中医 10

流/感/的/预/防

今天三九六，俗云："三九四九冰上走"，是一年里最冷的日子。可是，今天竟有些暖意了。越是这种异常的气候，越是要警惕，警惕流感。

预防流感的几个方法：①充分的休息和充足的饮水。因为只有休息好了，体内体液充足、正气强盛的时候，才是我们抗病力最强的时候。②大蒜是可以信赖的治疗、预防流感的药（食）物。生食、熟食都可，都会有效地预防流感。南方人不喜欢大蒜的气味，可以在吃了大蒜后口嚼一点茶叶，即可去除口中大蒜味。③尽量减少外出。因为这种疫戾之气，在人多、湿热的地方，是最猖獗的地方，邪气猖獗，人触之极易发病。这个时候，我不出去，邪气其奈我何？当然因为工作、生活，还是必须外出的，戴个口罩，有一定作用。

2015 年 1 月 14 日

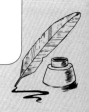

微中医 *11*

生 / 姜

生姜是日常生活中较为常见的调味品，其味辛性温。姜味辛辣，可以发散风寒，这是大家熟知的。除此之外，对于饮食生冷，出现腹痛呕吐，生姜亦是温中散寒、和胃止呕的良药。此时可取生姜一块，切末，加红糖一匙，开水冲泡，稍凉后小量频服。使寒气渐化，脾胃安和，痛消呕止。

"冬吃萝卜夏吃姜"，是因为冬日人体阳气在内，体内多热，且冬日人们喜食温热，所以用微寒的萝卜调和之，使热不过燥；夏日人体阳气在外，体内偏寒，且夏日多食寒凉，以生姜之温调和之，使寒不过冷。这样，身体安和，就不劳医生开药方了。

孔夫子吃饭"不撤姜食，不多食"，没说冬夏，看来平时适量食姜，有安中和胃、行气活血、强身健体的作用，是错不了的。

2015 年 1 月 16 日

微中医 *12*

大／蒜

大蒜是北方人喜欢的佐餐物，味辛性温。辛味如同上面说的生姜，能发散，能疏通。温性可散寒，可温中。凡外感风寒、潮湿，淋雨着凉，内伤寒冷，脘腹冷痛，以及筋骨关节疼痛，都有较好的治疗效果。在我们的"厨中十全翡翠汤"中，大蒜是最主要的药物。根据在门诊的应用体会，若鼻流清涕，可同葱、姜一起；若鼻流黄涕，可同竹叶一起；若干咳无痰，可同生梨一起；若痰多色白，可同萝卜一起。加冰糖煮水饮用。

大蒜有去脂化腻的作用，若饮食肥腻，可与大蒜同食，减轻肥腻之物不易消化之弊，避免胸脘胀满。

大蒜还有祛风除湿利关节的作用，多捣泥外敷，能拔毒除湿祛瘀，但这个方法会使皮肤发泡，须在医生指导下应用。

大蒜是山东人的最爱，每餐不离者，非常多见，但有胃病者宜慎用，大蒜尤其不可空腹食用。

2015 年 1 月 18 日

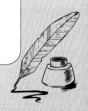

微中医 *13*

大／寒

今天大寒，是二十四节气的最后一个。在我们北方，是一年中最冷的日子，可是今年至今未雪，虽不时有些冷风，但竟没有一点冬的滋味，不过感冒的病人却未见减少。

在《周易》中，大寒时为"临"卦，是阳气将临的意思。冬至一阳生，大寒二阳生，大地潜藏的阳气开始升浮，为生发万物开始做准备。

我们的身体与天地相应，体内的阳气也开始升发，所以，这段时间平素体热的人容易上火，感冒后也容易化热入里。这是火与阳气同气相求的缘故。在这个时候，要好好护惜这个升发的阳气。可以有适当的户外活动，饮食宜温润，精神要舒展，用药当平和。过于寒凉易伤阳气，过于温燥易助火妄行。

过了大寒，便是立春了，不论有雪无雪，这个冬天即将走远，春天的脚步声已经清晰可闻。

2015 年 1 月 20 日

微中医 *14*

人 / 身 / 阳 / 气

上面说到人的阳气，顺着这个话题说下去。

阳气，是大自然生命之源。在漫长的地球洪荒时代，阳光、水和空气共同化生了这斑斓的大千生命。这世界上没有哪一种生命离开了阳光、水和空气能存活下去。而阳光是生命的催生剂，没有阳光便没有生命。

我们人体自然也是离不开阳气的。阳气是我们一切生命活动的动力。一个阳气不足的生命，总是无力的、苍白的、短暂的。生命终结的时候，就是阳气消亡的时候。

人身阳气的来源，在生命之初，来自父母。既生之后，一声啼哭，吸入大自然清气，是后天阳气之始。然后吸吮母乳，饮食水谷，后天阳气不断壮大充盈。

每天晨升暮落的太阳光辉，也是人身阳气的一部分，长期晒不到太阳的样子是不难想象的。

阳气就是生命。护惜阳气就是护惜生命。阳气的涵养之法，在于一个"惜用"。

"惜用"和运动不矛盾。运动使阳气流畅，活跃；"惜用"使阳气有根基，耐久。

2015 年 1 月 22 日

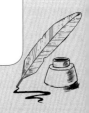

微中医 *15*

人/身/阴/气

上篇说人身阳气，这篇说人身阴气。有阳必有阴，阴阳是不可分离的。

阳气是我们生命活动的动力，是我们各种生理活动的具体体现。而承载这个动力，承载这些生理活动的，就是我们的身体，也就是我们的阴气。

我们这个身体，同样源自父母，在后天饮食水谷的不断充养下壮大成熟。

阳是功能，阴是物质。功能产生物质，物质支持功能。

涵养阳气，我们讲"惜用"；充实阴气，我们讲"有度"。上面说我们的身体是在饮食水谷的充养下壮大的，但对水谷的摄入必须"有度"，使之足用而不有余。有余，就是郁积，郁积就是痰湿瘀血，就是邪气，好比"三高"，"三高"多是吃出来的。

所以，提倡"有度"，避免"有余"。

2015 年 1 月 26 日

微中医 *16*

"三高"与饮食

上篇说到"三高"，今天顺下来就说"三高"。"三高"是高血压、高血脂、高血糖。这三高往往会接踵而至，也会联合进攻我们的身体。

除了家族的遗传，多数的"三高"是吃出来的，今天是腊八，俗云"腊七腊八，冻煞叫花"，依稀还记得小时候见到的叫花的模样，衣衫褴褛，面黄肌瘦。现在很少见到这样的人了，到处是大胖子，拉到医院抽血一化验，几乎个个"三高"。

一见三高就吃药控制，是不合适的。既然是吃出来的，为什么吃不回去？一定能吃回去的！

怎么吃回去？不必吃绿豆，不必吃茄子，更不必吃泥鳅，很简单，两条：欠一点，淡一点。篇幅所限，不做详解，大家都能意会。

提供一个有降压、降脂、降糖作用的方子，可以在上述两条的基础上应用：葛根 15g，丹参 12g，玉竹 12g，生山楂 12g，水煎代茶饮。

2015 年 1 月 27 日

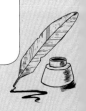

微中医 *17*

"三"与"运""动"

"三高"是吃出来的，也可以吃回去，但对于一些人，让他（她）少吃点，清淡点，那一脸的委屈，让人不忍心再说下去。

怎么办呢？还有很好的办法——运动。饮食摄入是收入，运动是支出。收入大于支出，人就发胖；收支平衡，体重就稳定；支出大于收入，就能减肥。

运动的方式多种多样，要因人而异。

运动是最好的药物，运动能代替大部分的药物，而少有药物能代替运动。

我曾将运动比喻为"三降三增大补神丸"，三降自然是降脂、降压、降糖，三增是增精神、增体力、增免疫力。现在许多人在"服用"这个"三降三增大补神丸"，效果不错的。

饮食和运动，对人的身体都是必需的，都不可偏，不可废。把握好二者的关系，在当今的生活条件下，健康无病地生活到八十岁，是大多数人能够做到的。

2015 年 1 月 28 日

微中医 *18*

运／动／是／最／好／的／药／物

"运动是最好的药物"，是我看到的一位外国医生的话，他的话非常绝对，认为"运动能代替任何药物"。我则符合国情些，毕竟，有些药物还是很有用处的，比如，心绞痛了，再去跑步？显然是不行的，所以，我赞成"运动能代替大部分药物"。

为什么呢？三国时名医华佗曾说过"人体欲得劳动，但不当使极尔。动摇则谷气得消，血脉流通，病不得生，譬犹户枢不朽是也"。得，就是这句话。人是一个活生生的整体。气血的流通，阴阳的和谐，是生命旺盛的基本条件。而运动，能促进气血的流通，能协调阴阳的和谐。

"三高"以及身体的其他不适，都是气血的淤塞，阴阳的失和。

还有什么不能理解、明白的呢？

2015 年 1 月 29 日

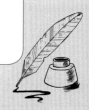

微中医 *19*

人/身/的/气/血

上篇说到"三高"是气血的淤塞，再接着这个话题说说人身的气血。

"气"这个词在中医含义很丰富，很复杂，这里单说与"血"相对应的"气"。这个"气"是推动人各个脏腑生理活动的动力。

"血"是流行在我们血管中的红色的液体，对全身各个脏腑组织起营养作用。

"气"的推动和"血"的营养，相辅相成，共同完成人的生命活动。"气"推动，"血"流通。看出来了吧？"气"和"血"有一个共同的特点，就是它们都是流动不居的，是不能淤塞的。一旦不流畅，甚至是淤塞不通，人体就处于各种疾病状态。

"气"犹如自然界的风。大了不行，小了不行，没有更不行，只有徐徐和畅才是生机。

若肝气郁滞则两胁胀痛，胃气郁滞则胃脘胀疼，肺气郁滞则咳嗽胸闷……

血行瘀滞一方面使得脏腑失养，一方面导致血管堵塞不畅，严重者停滞不行就是瘀血。

郁气，瘀血，都是产生"三高"的罪魁祸首。

所以，华老先生的话"人体欲得劳动，但不当使极尔。动摇则谷气得消，血脉流通，病不得生，譬犹户枢不朽是也"是一条真理，关于健康的真理。

2015 年 1 月 30 日

微中医 **20**

麻／疹

这几天电视上说北京麻疹流行，现在正是麻疹易发季节，我们应该有些防备。

麻疹的发生，是由于"内蕴麻毒，外感天行"，也就是说，人体内平日就有这种"麻毒"，在身体抗病力差的时候，先由寒邪打开人的门户，由皮毛入肺，引发"麻毒"，发生麻疹。

麻疹多见于小儿。初时极似感冒、发热、咳嗽，然后眼泪汪汪，口腔内颊侧黏膜上有粟状白点是其特征。继而胸部生红色点状丘疹，渐渐蔓延全身，至手足心起疹，是为麻疹出全。

既是外感病，就仍以发散为主。麻疹最怕的是"麻毒"内陷，和前面讨论过的道理一样，在身体缺水，不得休息时，自己不能祛邪出外，反而深陷入里，就发生各种麻疹凶证。

所以，一旦发现疑似患儿，最重要的还是充分的休息和充足的饮水，然后我们的"十全翡翠汤"多加香菜，助正气祛邪出外，待"麻毒"完全发散出来，身体就恢复正常了。并且，藏伏在体内的"麻毒"发散殆尽，生过之后便终生不患。

对麻疹的预防要注意，即使是打了预防针，在流行期间，也还是要忌食荤腥辛辣，以免生火助邪；尽量减少外出，平日多喝开水，保持身体的清灵流畅状态是最好的了。

一旦确诊，治疗还是请专业医生为好，我们这里说的只是早期预防。

2015 年 2 月 2 日

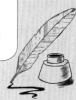

微中医 *21*

立春（上）

今天是大寒的最后一天，立春的前一天，自冬至交九，到今天又是五九的第八天。"五九六九，沿河看柳"，在华南、华北还是千里冰封的寒冬，而在华东，因为一冬无雪，干冷干冷的，大地上一切生物都还没有露出一点点春的意思。

一整个冬天，因为少了雪的滋润，冷得是那样"焦躁"。所以，今年冬天感冒的人特别多，并且一旦感冒，往往立即化热，出现咽疼、口干、咳吐黄痰。在处方用药时，总要在疏散解表的同时，加用清热解毒的金银花、黄芩、桑白皮、牡丹皮，口干的加百合、麦冬、知母等以清热养阴。大致回顾一下，用中药治感冒，对症治疗的话，病程大多在一周左右，很少超过两周。若是平日里习惯中药的人，则多在3～5天，就恢复得差不多了。

这就是中医治病的因时制宜。《周易·象》在讨论"时"的时候，常用"某某时，大矣哉"来强调"时"的重要，在中医，是不是也可以说"四时节令，大矣哉"？因时制宜，随时为变，顺时而行，是中医的精髓啊！

2015 年 2 月 3 日

微中医 *22*

柿／饼

柿饼，是用柿子去皮，在阴凉处风干做成的，小的时候，能吃个柿饼可是非常幸福的事。下午买了些，刚才看到它们，忽然想起，这是一味止咳良药，记得小时候母亲给我用过，前些日子也听一位朋友说起过，的确有很好的止咳作用，大家不妨一试。

用法：柿饼适量，切片，用醋泡后食用，不拘多少，随意食之，或用柿饼蘸食醋吃，方法不同，作用是一样的。

2015 年 2 月 4 日

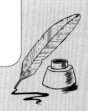

微中医 *23*

立 / 春（下）

今天立春，太阳黄经 315°，离 0° 的春分还有 45 天，正是阳气升发、阴气沉潜的时候，阳气渐旺，而跋扈了一冬的阴气是不会甘心退出的。因此，春天会忽冷忽热，乍暖还寒。所以，"春捂秋冻"。"春捂"，就是护惜刚开始升发的还有些稚嫩的阳气，等待她的壮大，不能因一时的温暖，而骤减衣物，使阳气散失太过。

春气属肝，肝气喜条达而恶抑郁，因此，春天里人的精神振奋，情志舒展。而这正是顺应自然、养生健体最重要的，过去的都过去了，新的一年新的开始，愉悦的心情是美好生活的基石。

茵陈，过些日子在温暖的阳坡就探出毛茸茸的小脑袋了。它借春生之气，早生早发，最具疏肝条达之性，微寒能使阳气升发不至太过。所以，采挖些回家，加几个红枣，煮水服用 3～5 天，有很好的疏肝解郁、利胆和胃的作用，只要不是十分虚寒的体质，都是可以的。

春天了，开始运动吧，活动自己的肢体，调畅自己的气血，散发一冬的郁滞。只是需要注意，不可太猛太剧烈，不可大汗淋漓。

2015 年 2 月 5 日

微中医 *24*

高／血／压（上）

前几天说了些"三高"的话题，意犹未尽，再分开来详论一番。

高血压最基本的病机是"郁→瘀→堵→升"，"郁"是气机的郁滞，可以是生气恼怒，情志不畅，也可以是饮食过度，脾胃气机郁滞；"瘀"是气机不畅，进一步导致痰、湿、火、瘀血等邪气的瘀滞停着；因气不顺，痰湿火瘀血停着，气血为之不能通行，自然就"堵"。气血通道"堵"了，不能上下内外活泼泼地流通，各行其是；由于阳性生发，阴性沉降，气血瘀堵之后，升者愈升，沉者愈沉，于是，因为阳气的升发，血压"升"高。人体头部最高，所以高血压病患者多见头晕、耳鸣、目赤等"上火"的表现。

春天自然界阳气升发，天人合一，人体阳气也随之升发，因此，高血压多在春天里加重、复发或发生。

加重是旧有高血压，现在血压更高；复发是血压不稳定，秋冬还好，开春后升高；发生是既往不高，今年增高。

天地自然之性，违拗不得，只有顺从。顺从之法，在于舒展，舒展之法，在于调畅情志，清淡饮食，适当运动。调畅舒展，何"堵"之有？无"瘀"无"堵"，何"升"之有？

2015 年 2 月 6 日

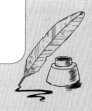

微中医 **25**

高/血/压（中）

高血压是遗传病。许多高血压患者是有家族史的。我的家族中父兄多有高血压。自己在十多年前，每到每年正月初，便有头晕的感觉，测血压，收缩压 140～150mmHg，舒张压 90～100mmHg。近二十年了，没有吃一片降压药，现在的血压是：135/85mmHg（刚测的）。靠什么办法呢？还是上面的两条，控制饮食和适量运动。二十年前我的体重是 93kg，现在是 73kg。

运动是多种多样的，走路、打太极拳、爬山、游泳，都是我所喜欢的。

这样就能够条达、舒畅。体内了无郁结、瘀滞，血压想升高也得有个理由啊！因此，不要以为有家族史是件可怕的事。

今天上午看了一位病人，机关干部，男，40 岁，"三高"。看他面色红润，微胖，舌质稍红，苔薄黄，脉弦滑。考虑他还年轻，郁、瘀尚浅，所以，我再三动员他先不要急于吃药，而从控制饮食，增加运动着手，并给予他适当的运动、饮食处方。他最后是满怀信心地回去了，效果如何，看他的行动了。

2015 年 2 月 8 日

微中医 26

高 / 血 / 压（下）

既然高血压的原因是"郁、瘀、堵"，那么治疗的方法也就是"解郁、化瘀、去堵"。中医治病，强调整体观念、辨证论治，这些方法的应用必须是结合每个人不同的体质、气质、年龄、性别以及每个人不同的疾病状态——阴阳气血的偏胜偏衰，五脏六腑的虚实强弱——而施以个体化的治疗处方。没有普适于所有人的秘方、验方及成方。当然，民间流传的许多降压的偏方，只要不是有毒的药物，大家可以在医生的指导下应用，多数还是有一定的作用的。

根据这些年治疗高血压的体会，中药降压确实慢。镇肝息风、化痰利湿、活血化瘀等诸法，对不同的病人都有肯定的疗效，但真不如西药降压来得快。不过，中药的作用却往往很持久，用中药降压，贵在坚持。

至于这个坚持的时间，因人而异，长短不一，或数周，或数月，有的甚至是数年。虽然麻烦些（其实大多数患者也不用每天煎中药的，服药还是以丸、散为主），但中药是治病求本，釜底抽薪，远胜于扬汤止沸矣。

2015 年 2 月 9 日

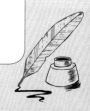

微中医 *27*

春/节/宜/忌（上）

《黄帝内经》上说："春三月，此谓发陈，天地俱生，万物以荣，夜卧早起，广步于庭，被发缓行，以使志生，生而勿杀，予而勿夺，赏而勿罚，此春气之应，养生之道也。"是说春天的一派从容、舒展气象。

春节是合家欢聚的日子，不管身在哪里，千里万里，都要在这个日子里赶回老家，与亲人团聚。节后走亲探友，或数月未见，或几年暌违，说不尽的亲情友情，也是一派从容、舒展的气象。

因此，春节所宜，也正在这个从容舒展。一家人不论过去的一年混好混歹，挣多挣少，聚在一起，图的是喜庆温馨，为的是倾诉思念，求的是添加一身正能量，盼的是来年再相聚。

宜从容，宜舒展，忌焦躁，忌抑郁。亲人相聚，忌算陈年旧账，忌提往日不快。过去的都已经成为过去，唯有亲情最重要。如果在这个日子里焦躁抑郁，有违天和，不仅一年不顺，还会伤肝伤脾，进而伤及全身，甚至造成终生遗憾，追悔莫及。

2015 年 2 月 10 日

微中医 **28**

春/节/宜/忌（中）

　　中国人过春节，好像除了亲人团聚之外，最重要的就是吃。要不然，大家看看吧，在家准备的年货，在外往家带的礼物，有哪些与吃无关？

　　吃，是春节活动的重头戏。阖家团聚，哪家不是山珍海味，鸡鸭鱼肉？走亲访友，有哪家不是坐下来围一桌，开吃开喝？

　　吃，是春节最宜讲究的。宜清淡忌浓厚。尤其老年人，清淡些，脾胃负担轻，心脏负荷小，老人会过一个祥和的春节。"三高"的先生女士们就不用多说了吧？

　　宜本土忌舶来。"一方水土养一方人"，本土的谷、菜、果与人，与环境，千万年来同呼吸共生长，有心灵的默契，是互补互益的。舶来的，水土不和，尝尝可以，但久食多食，难保不会有抵触、反感的。

　　小儿尤忌多食！"小儿待要安，须得三分饥和寒"，小儿脾胃娇嫩，多食极易受伤害。"脾胃为后天之本"，后天本源受伤，全身发育会受影响。

　　宜自己制作，忌加工成品。加工好了的成品食物，其中各种防腐、着色、调味等添加剂，对人有不同程度的不良作用，因常吃这类食物而发生问题的事件时有耳闻，不可不慎！

2015 年 2 月 12 日

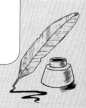

微中医 *29*

春/节/宜/忌（下）

前几天晚上九点多，一位朋友的小孩发热，朋友问我办法。我问其家中有什么药，朋友说什么也没有，让我干着急。因此，我后来想了几种简便的药物，请各位备些在家，以备不时之需。

春节期间，最多见的是小儿伤食。可用保和丸、沉香化滞丸，或用适量山楂、陈皮煮水服用。

小儿感冒发热是随时都会发生的，春节期间孩子兴奋，寒热不均，更易感冒。初期我们的"厨中十全翡翠汤"是十分适用的，若发热了，可用如下几种方法：

（1）推拿。这是最好的，耳轮、大椎、肩井、曲池等几个穴位都有退热作用。

（2）藿香正气水。用卫生纸或棉球蘸药水放脐中。

（3）小柴胡颗粒、柴黄口服液、小儿回春丹、羚翘解毒丸、清开灵口服液等中成药，适当备些。

（4）柴胡 20～30g 煮水喝。可去药店购买 100g 备用。

（5）生石膏 60～120g，加大米一匙，加水煮至米烂，去渣喝汤。可备 300g。

以上诸法，在应用时如有不明白之处，可随时联系我，不要客气哦！

2015 年 2 月 13 日

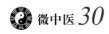 微中医 **30**

萝 卜

过年了，家家鸡鸭鱼肉，户户烹煎炒炸，满大街香气弥漫，全世界厚味飘荡。不知大家备下了没有？春节期间必不可少的一种蔬菜——萝卜。

萝卜味辛甘，性凉，有消食导滞、化痰止咳、清热解毒、下气除胀等诸多功效。尤其春节期间多食荤腥厚味，最好是在餐间加食生萝卜片，既是一味清爽可口的辅食，又可防止饮食过多，出现腹痛腹胀。

若感冒后咳嗽痰多，可以萝卜生食，亦可用竹叶、陈皮煮水喝（即我们的"厨中十全翡翠汤"哦）。若有轻微食物中毒，也可用萝卜和绿豆同煮水喝。

萝卜既可生食又可做多种菜肴：炖鸡、炖兔子，做丸子，大蒸包、小水饺，做馅子，等等，既饱口福，又除腹胀，一举两得，何乐不为？

萝卜老幼皆宜，强弱均可，只是若在服用人参、西洋参等补药时不宜同时食用，否则有削弱参类补益作用的可能。

萝卜有青、白两种，白者水气重些，但性味区别不大，药食两用，不分伯仲。

今年的《微中医》就到这里结束吧？凑个整数，明年再见。别忘了明天买几斤萝卜哦！

恭祝大家新年快乐！

2015 年 2 月 16 日

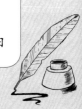

微中医 *31*

好／好／歇／歇／你／的／胃

今天初五了，《微中医》给大家拜个晚年！祝大家新年新气象，身体更健康！

要紧的亲戚看过了，该吃的都吃了，该喝的都喝了，这几天都吃得舒服，喝得高兴吧？不知有没有吃多了，喝高了？

前几年马季有个相声说的是五官争功。五脏六腑其实不会去争功，但是，平心而论，最累的还是我们的胃啊。心肺肝肾，都是熟路子的活，胃就不同了，今天馒头水饺，明天大米面条；今天白的，明天红的啤的，还有洋的。不论是什么，都是这个胃装着盛着。我们这个胃，简直就是老黄牛啊，什么活也干得，什么累也受得，什么苦也吃得。

它不争功，但它会抗议。我们的五脏六腑，平时好好的，都没有主观上的感觉，当你对某个脏器有感觉，那就是它在抗议，它在提醒你，我不舒服，出状况了，领我到医院查一下吧。

胃的抗议很简单，胀、疼。我们的办法也简单，少吃点，少喝点吧，给它一个休息的机会。

胃处在我们身体的中间位置，沟通上下，最怕郁堵。生气时，是气郁肚子胀；饱食时，是食积，也会肚子胀。肚子一胀，上下不通，问题就复杂了。

所以，这几天少些再少些，甚至一两顿、两三顿不吃，让胃轻松一下吧！

2015 年 2 月 23 日

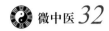 微中医 *32*

春 / 夏 / 养 / 阳

节后这些日子，虽然早晚有些凉，但气温是越来越高了。老年人的衣着还没有大的变化，而一些年轻人已经开始穿着春装。

且慢一些减衣吧，俗谚说"春捂秋冻"，就是说春天不要减衣过急过猛，以免伤了身子。

春天里，顺应自然变化，人体的阳气由内向外发散，譬如春天的小草，是稚嫩的，不耐寒冷的伤害。所以，《黄帝内经》中说"圣人春夏养阳，秋冬养阴，以从其根，故与万物沉浮于生长之门"。就是要护惜这稚嫩的阳气，不使受到阴寒的打击，让它成长壮大。如果减衣太过太猛，体内阳气散发太快，就容易受到阴寒邪气的伤害。

如果减衣过猛过急，又遇到突然变冷的气候，那这个时候对阳气的伤害就是非常明显的。

"春捂秋冻""春夏养阳"，除了着衣，还有饮食、运动，前面说了不少，不再重复。

2015 年 2 月 27 日

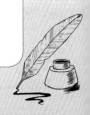

微中医 33

春/日/养/肝

在五脏中，肝应春气，这是由肝的生理特性决定的。《黄帝内经》称"肝者，将军之官，谋虑出焉"。是说肝像个指挥千军万马、冲锋陷阵、守疆保土的大将军，这样的大将军，需要果敢的气质、勇猛的精神、通畅的环境。所以，又说"肝为刚脏""肝喜条达而恶抑郁"。肝气郁滞不畅，决断不果敢，精神不勇猛，三军不用命，什么样的仗能打赢啊？

春天阳气升发，万物萌生，也是这样一种条达顺畅、积极向上的气氛。所以，肝应春气。

春日养肝，就是顺应这种气氛。精神上愉悦舒展，饮食平和温润，每天有适当的户外活动，就像《黄帝内经》说的"夜卧早起，广步于庭，被（披）发缓行，以使志生"。平日有郁闷腹胀的，可以吃一段时间的"逍遥丸"，是很有助于肝气的舒展条达的。

前面说过，过几天茵陈就要露出它那毛茸茸的小脑袋了，大家不要忘了去野外采摘哦！

2015 年 2 月 28 日

微中医 *34*

春/日/健/脾——兼/说/春/困

　　五脏中心肝肺肾，各有对应的季节，只有脾没有相对应的季节，而是对应了每个季节的最末一段时间。这是因为，脾负责人的饮食水谷的消化吸收，为人的后天之本、气血生化之源，所以，脾不单纯对应某个季节，而是每个季节都有对应，但是，每个不同的季节，对于脾的运化功能都有不同的影响。

　　肝应春，肝的疏泄功能，肝的喜条达恶抑郁的特性，对于脾的运化有非常重要的作用。肝条达顺畅了，脾的运化就正常，反过来，如果肝气不顺畅，脾的运化就不正常。我们常有这样的感觉，生气、郁闷时，肚子就胀闷，就不想吃饭。这就是肝气影响到了脾的运化。

　　春天肝气旺，阳气发散到体表，体内反而相对偏虚，所以，脾气虚弱。而脾主我们的四肢肌肉，脾气虚了，四肢肌肉也就虚乏无力，也就是"春乏"或"春困"了。因此，在春天里，好好养护我们的脾胃，是很重要的。

　　怎么养护呢？还是前面说过的，生活起居方面，精神愉悦，适当运动，合理饮食；药物方面，除了逍遥丸，对于一些脾胃素虚的人，可适当服用一些补中益气丸，若有肾气虚，服用金匮肾气丸也是可以的。这几种药，除了补益脾肾之外，又顺应了春天阳气升发的特性，以助阳气的发散，也是很有意义的。

2015 年 3 月 3 日

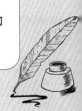

微中医 *35*

痔 / 疮

应同学之邀，说说痔疮。俗语说："十人九痔"，可见痔疮是个常见多发病。痔疮的发生，多由饮食不洁、不节，大便失调，久坐久立，负重远行，以及妇人产育而致肠脉瘀滞，燥热内生，郁结成痔。不论男女老少，都可发生。

痔疮因为多发，所以，治疗的方法有许多，手术是最常用的，但确也有些病人在手术后仍然复发。内科的治疗，偏方不少，成药众多，内服的，外用的，大多都有效，但也很难根治。

给大家提供几个方法试试。①外洗方：蛤蟆草，鲜品干品均可，以鲜品为好。曾有位病人告诉我，可以用鲜蛤蟆草煎煮后内服，我用过，有一定作用。也可以用黄柏15g，苦参30g，五倍子12g，白矾10g，水煎洗浴。②内服方：这类方真的很多，不多列举，只是前几年在文献上看到一个"乙字汤"，药物简单，剂量很轻，但经应用，效果真不错：柴胡4g，升麻2g，甘草、黄芩、生大黄各3g，当归5g，水煎做2次，饭前冷服。有的文献加麻黄3g，有宣肺利大肠的作用，效果更好。

痔疮的生成，原因多种，但基本的就是一个燥热。许多痔疮的复发，都是在食用辛辣食品后。所以，痔疮一旦生成，注意饮食的清淡，保证大便通畅是十分重要的。大便通畅了，肠道无瘀滞，燥热不能蓄积，自然痔疮就没有复发的理由了。

2015 年 3 月 4 日

微中医 *36*

上／火

过年后这些天，上火的人特别多。起口疮，喉咙干，眼红，鼻子干，鼻出血，头疼，脖子疼，咳嗽，等等。一人一个样，但在中医看来，都是上火。

这个火的形成，有三层原因。①身体本身原有这种火邪的存在。或在肝胆，或在脾胃，或在心肺，部位因人而异，总之是旧有的邪气，在身体好的时候，正气强盛，邪气不敢妄动。②饮食因素。节日期间，煎炸烹炒的食物多，多食这些食物，容易在胃肠郁积化热。③时令。节后正值立春前后，大地回春，阳气升发，我们的身体与天地相应，体内阳气由内向外发散。

饮食积热和体内旧邪都是邪气，阳气升发虽是自然现象，但在邪气的诱导下也会走邪路，于是，我们就上火了。

为什么会上火呢？这是因为火性炎上。自然中的各种火，在自然状态的时候，都是向上的，这是自然之理，火性炎上，水性趋下。但我们身体中的火也有趋下的，如小肠火、痔疮等，这是邪气走惯了这条趋下的路径，并且，趋下的火多有湿邪相伴，火邪随湿趋下。

明白了原因，调理就有方法。对旧有火邪，平日就应注意，不要去助它，也不要去惹它，防范重点在精神和饮食。只要精神舒畅，饮食清淡，没有生火助火的条件，旧有的火邪没有新的邪热的资助，日子久了，它会自动熄灭的。自然的阳气升发，是正能量，是要维护的，只有在有邪气的时候才会被逼善为恶的。

水能胜火，也能济火。在春天的时候，足量的饮水是最重要的。清茶、竹叶、茵陈、萝卜、梨、苹果等，适当食用，都可增加体内的水分。水足了，火气燥热不起来，就会促进新的生机。

还有，注意大便的通畅，让体内邪热有出路。即使有火了，也能从大便排出，不致在体内郁积停留，也是非常重要的。

2015 年 3 月 5 日

微中医 *37*

胆/囊/炎

胆囊炎也是春天"上火"引起的一种常见病。肝与胆为表里关系，肝应春气，胆亦应春气。所以，平素有慢性胆囊炎的人，多在春天发作，这几天在门诊这类病人是比较多见的。

胆囊炎的发作与人的情绪有着直接的关系。许多人在生气后出现右侧胸胁胀痛、口苦，后背抻胀疼痛、嗳气，这就是胆囊炎发作。张仲景的大小柴胡汤是治疗胆囊炎的有效方剂。常用的药物有柴胡、黄芩、半夏、白芍、大黄等，这需要在医生的指导下服用。逍遥丸、消炎利胆片、三黄片等成药也有很好的效果。自然啦，茵陈是治疗胆囊炎、预防胆囊炎发作的最有效的宝贝了，这些日子适当用点是很好的。

胆囊炎既然与人的情绪有密切关系，那么，预防胆囊炎发作的关键就是保持情绪的愉悦稳定，精神的舒展放松。在饮食方面，因为胆汁是消化我们饮食中的脂肪的，所以，要减轻胆囊负担，避免胆囊炎发作，饮食的清淡也是必要的。

另外，胆囊炎还是个不容易根治的病。这次虽然好了，但下次因为生气啊，饮食不当啊，又发作了，这都是正常的。因为我们难免生点气，也难免有点暴饮暴食，但就是这些，已经足以引起胆囊炎的发作。

2015 年 3 月 8 日

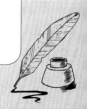

微中医 *38*

慢/性/胃/炎（上）

上面说完胆囊炎，接下来就不得不提胃炎了。因为胃和胆囊的关系太密切，我在门诊看病，经常跟大家讨论的是，胃和胆囊有些像夫妻的关系。一对夫妻，几年，十几年，几十年朝夕相处下来，共经风雨，共享欢乐，生儿育女。两人形成了一个关系极为密切的共同体，一方的忧伤不快，必是另一方的牵挂担心，无论平时多么不和谐的夫妻，到一方有病的时候，另一方的担忧是自然的。胆和胃也是这样，胆汁助消化，胃气的和降依赖肝胆之气的顺畅。在门诊，几乎看不到胆囊好而胃不好，或胃好而胆囊不好的，总是"一荣俱荣，一损俱损"。

胃是接受食物、腐熟食物的；胆是行使肝的作用，疏导气机，助胃消化的。二者互相协助，互相促进，又互相制约，互相影响。胃受纳腐熟食物，依靠胆气的疏导，才能使食物很好地腐熟，并且下输至小肠。胆疏导气机，依靠胃的和降，才能使气机流畅。夫妻双方，不论哪一方不和顺了，另一方必然也随之郁闷不畅，这是自然之理。

在胃镜下，常见的慢性胃炎有浅表性胃炎、疣状胃炎、萎缩性胃炎、糜烂性胃炎等。浅表性胃炎是最轻的，其他的各有不同。但临床看到的，并不以胃镜的诊断为主，胃镜下不严重的，可能感觉很不舒服，胃镜下严重的，病人自己倒没什么大的感觉。因此，胃镜的诊断是必需的，但不是唯一的。

2015 年 3 月 9 日

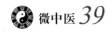

微中医 **39**

慢／性／胃／炎（中）

在胃镜诊断下，浅表性胃炎是最常见的，多数患者的症状表现不严重。糜烂性胃炎的症状则要严重些，多数有严重的嗳气、胃疼、泛酸。疣状胃炎则有轻有重。萎缩性胃炎是多见而且情况较为严重的，大家都知道，萎缩性胃炎又被称为"癌前病变"，但不能认为萎缩性胃炎就是胃癌的前期，而是萎缩性胃炎比较容易发展为胃癌。许多人对萎缩性胃炎很紧张，甚至是惧怕的，这是完全没必要的，萎缩性胃炎是能治愈的疾病。

其实，真没必要那么紧张，中药对萎缩性胃炎还是有很好的治疗效果的。经中药治疗后，不少患者由萎缩性胃炎转变成了浅表性胃炎。但这个治疗必须要辨证，因人而异，没有现成的方。因为每个人的体质、精神是不一样的。并且，萎缩性胃炎的形成是一个缓慢的过程，治疗也必须有长期的转化过程，我看过的病人中最长的治疗时间是四年（当然，以服水丸为主）。

糜烂性胃炎和疣状胃炎用中药治疗同样有很好的效果，并且改善症状都是比较快的。但必须辨证论治，因人而异。

在门诊，我和慢性胃炎病人说得最多的，是慢性胃炎"三分治，七分养"。这个七分养，我又分为五个方面：①精神愉悦；②饮食定时定量；③饮食热汤热水；④细嚼慢咽；⑤六七成饱。这五条，很简单，也好理解，但对于许多人却不容易做到，可是，这实在是治疗所有胃病的"良药"，如果您饱受胃病

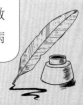

的折磨，还是先坚持做好这五条吧，况且，不花您一分钱。

2015 年 3 月 10 日

微中医 *40*

慢／性／胃／炎（下）

上面说的五条，简单容易，但做起来真有些困难，都是些习惯问题。还有一个问题，就是精神的放松。不在乎，不马虎，不要拘谨，不要执着，而又要认真去做。

说到这里，进入今晚的主题，慢性胃炎的治疗。平日对胃的养护，都在于这个"不在乎，不马虎"。不在乎，是一种不着力地保持；不马虎，是认真地对待。真正进入到这种状态，就是进入了胃的最佳的生理状态。

胃的最佳生理状态，就是"和、降"二字。"和"，是气机的舒畅、调顺。我们都有这样的感觉，心情好了，吃嘛嘛香；心情不好了，看着一桌子的山珍海味，也是没有胃口，勉强吃进去，也会打嗝，腹胀，甚至胃疼。

"降"，是胃最重要的生理特性。我们的消化系统，从口开始，到肛门结束，从上到下，始终是个"降"的过程。"降"则顺，不"降"则不顺，不顺则逆，逆则乱。

凡是胃病，都是胃失和降。不论是中医的肝胃不和，脾胃虚弱，还是胃镜下的各种胃炎。所以，纠正这种失和、不降，就是治疗胃病的基本大法，而这基本大法，简简单单，只要加强自律，唾手可得。

2015 年 3 月 11 日

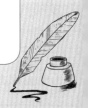

微中医 *41*

山 / 楂

山楂可是我们临朐的道地特产哦！到了秋天，你到西山去看看，遍山的山楂树挂满红红的果实，让人垂涎欲滴（酸的，如曹孟德的望梅止渴），让人流连忘返。

山楂色红入心，味甘入脾，酸入肝。主要功效有两个，消积、化瘀。山楂的消积导滞作用是最常用的，无论大人孩子，饭后吃几颗，能很好地助消化，除腹胀，尤其是肉吃多了的时候，或吃几颗山楂果，或取焦山楂 10 ～ 15g，水煎服，也会很好地除胀消积。

山楂酸，适量食用，能治胃酸过多。我的一位亲戚，曾告诉我，吃山楂饼治好了自己的胃酸过多。我在临床试过，确实不错，但量不宜多，这可能是山楂的酸，反馈性地抑制了胃酸分泌的缘故。

山楂的另一个重要作用就是活血化瘀。对于体内瘀血内停，不论是在肝在心，还是在血脉间，都有很好的化瘀作用，多在配方中应用。这种化瘀作用，在现代医学体现在山楂的降脂降压祛除血管壁的粥样斑块作用。但是，这些作用是需要适量、长期服用才会有效的，不可能吃几次山楂就把血脂降下来。

山楂消积，具杀伐之性，虚人不可久食、多食。其酸性在胃酸作用下，易形成胃结石，所以，山楂一定不能空腹食用。另外，消积宜炒用，化瘀宜生用。

今天有朋友送了些山楂来，我煮了一锅，搅成糊状，加了些白糖，不知能成山楂膏否？若能成膏，每顿饭后吃一点，又甜又酸，当是不错的。

2015 年 3 月 12 日

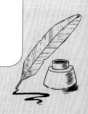

微中医 *42*

竹/叶

竹叶之为用大矣哉！

在《神农本草经》，竹叶为中品，而在现代，无论是民间还是医院，竹叶在春日的应用，都很广泛。

竹，色青翠，质中空，春生夏长，经冬不凋，历四季之寒暑，迎一年之温凉；有柳杨之柔和，无松柏之苦寒；味具甘淡，性本寒凉；其甘有补益之性，可养阴，可润燥；其寒有清热之用，能泻火，能除烦。

闲文说罢，回来正题。竹叶味甘淡，性寒，入五脏，其性寒而不燥，清而不泻。所以，但凡五脏郁热积滞，以竹叶润之，清之，既无伤伐，又可除邪。

胃热郁积，以竹叶加萝卜；心热亢盛，心烦不眠，以竹叶加生地黄、木通（导赤散）；肝热烦躁，以竹叶加牡丹皮、龙胆草；下焦湿热，小便热涩，以竹叶加黄柏。凡此种种，竹叶皆斡旋其中，担当重任者也。

春节后，节日之繁忙，心虑之劳顿，又值春日阳气升发，平素体内蕴热多在此时复发。竹叶是首选的食疗、药用的好东西，随处可得，取用方便，建议大家适时应用，可免燥热之扰，可免输液之苦。

2015 年 3 月 13 日

微中医 *43*

胆/囊（管）/结/石

　　我们身体上许多地方都可以发生结石，如肾结石、胃结石等。前几天我的一个病人左侧腮部肿大疼痛，我按热毒治疗几日，效果不著，去青州中心医院，取出来花生米大一块结石！这是极少见到的，我是第一次见，很为自己知识不全面、没有及时确诊而难过。胆囊结石是常见的，病人右胁下胀痛，抻背，口苦。

　　胆囊（管）结石的形成，与个人体质有密切关系。性子急、容易发火的人，体内湿热壅盛，就易煎熬胆汁，久而成石。胆囊（管）结石的诊断是简单而准确的，B超下，一般结石是无可遁形的。

　　中医治疗胆囊（管）结石有确切的疗效。常用的方法，如果疼痛严重，则宜汤剂；病人疼痛不厉害，或无明显疼痛，一般选用丸剂。常用药物有柴胡、黄芩、桃仁、金钱草、茵陈、当归、三棱、莪术、郁金、鸡内金等。当然，最好是让医生具体辨证，因为每个人的情况还是不完全一样的。一般情况下，坚持服丸剂 3～6 个月，结石就会排出。前几年，我的一位老领导（西医主任医师）患胆囊结石，我建议吃中药，他认为不可能，我给他做好药丸送去，他看我一片诚意，坚持吃了一个多月，结石没了，打电话给我，大为称奇。

　　如果结石不多，也可以以单味鸡内金 6～10 g，研末冲服。或单味金钱草 30～60 g，煎水常服，也有良好的排石作用。

2015 年 3 月 16 日

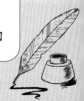

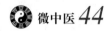 微中医 *44*

败/酱/草

　　春天了，山脚下，田野里，各种野菜都发芽了，像地肤子（扫帚菜）、荠菜、茵陈（白蒿子）。最多的还是苦菜子，也就是败酱草，这是许多人在春天里喜欢吃的一种野菜。采回来洗干净了，或卷煎饼，或做小豆腐，或蘸着大酱生吃，苦中有种清香，又有清热泻火的功效。

　　败酱草在《神农本草经》里为中品，味苦，性平。实则败酱草味辛苦，性大寒。它的苦，大家是知道的，因为苦，所以又叫苦菜。苦味有清热泻火的作用，败酱草常常是作为泻火药使用的。可用于胃热、肠热、肺热等。辛味有通行发散的作用，所以，败酱草有通瘀散结的作用，主要用于肠痈，也就是急慢性阑尾炎。这几天看了一位小朋友，阑尾炎术后，手术疤痕后面有一个硬的肿块如小儿拳头大，用败酱草配合黄芪、当归、桃仁、牡丹皮等，肿块消散得很快。

　　寒性也有清热的作用，但败酱草的寒性较重，所以是大寒。寒性过重，易伤人阳气，尤其是脾胃阳气。败酱草能败坏脾胃，所以，素日脾胃虚弱的人，吃败酱草还是要注意些的，不要太多，不要太勤，少吃一点，尝个鲜算了吧，不要伤了脾胃，那可是得不偿失的哦！

2015 年 3 月 17 日

☯ 微中医 45

慢/性/结/肠/炎

慢性结肠炎以腹泻为主要症状，多伴有左侧小腹胀痛，乏力等。腹泻多在次日起床后，这类病人一般是起床后必须立即去卫生间，大便不成形，有的在早饭后还要再大便一次。严重的，一日可有数次，这种情况中医称为"五更泻"。

慢性结肠炎与人的情绪关系密切。有许多的病人在生气急躁后加重，甚至有的人一生气后先有左小腹痛，然后马上去大便。这种情况中医称为"痛泻"。

不论是五更泻还是痛泻，基本的原因是脾虚。脾虚不能很好地运化水谷，水谷精微不被小肠吸收而进入大肠，大肠无力承担而出现腹泻。

人的消化系统就好像是一个工厂的流水线，一道道工序严谨配合，不允许任何工序出现失误，才能生产出合格的产品。口腔的咀嚼、胃的腐熟、小肠的吸收、大肠的燥化，从而形成大便，这是基本的程序。不论哪个地方出现问题，都会在最终产品——大便，出现异常。

慢性结肠炎的大便颜色正常，只是质地稀薄。若有白脓样便，有可能是慢性痢疾；若大便带血，则是溃疡性结肠炎。

既然慢性结肠炎的基本原因是脾虚，那么，治疗的基本方法也就是健脾了。中成药类有"补中益气丸""补脾益肠丸""四神丸"等。中药治疗，有很好的疗效，但因为慢性结肠炎受情绪和饮食的影响大。所以，巩固疗效不容易，需要坚持治疗几个月甚至是几年，尤其在每年的初春和初秋，更需要认真用药。常用以炒白术为主的方剂，且用量宜重。

　　保持精神的愉快、饮食的合理，才是根治慢性结肠炎的最有效的方法哦！

2015 年 3 月 19 日

微中医 *46*

慢/性/乙/肝

慢性乙型肝炎临床多见，病情有轻有重。单纯病毒携带、肝功正常者，不必治疗，而且目前也没有能使病毒转阴的有效的药物。最重要的是精神放松，积极运动，合理饮食，让身体有很好的抗病能力，时间长了，就有自动转阴的可能。

如果肝功异常，则是乙型肝炎，需要积极有效的治疗。中医治疗乙型肝炎，效果是确切的，但是，也必须准确辨证，恰当用药。

中医治疗乙型肝炎，不外益气健脾，疏肝理气，活血化瘀，清热解毒诸法。这些方法应根据病人的不同情况，在临床合理应用。我个人感觉，中医治疗乙型肝炎，一定要遵从辨证论治的原则，不主张在中药方剂中不辨病证，不分寒热，不论虚实地应用有抗病毒作用的中药。因为这类药物大多性质寒凉，如板蓝根、贯众、大青叶等。在慢性乙肝患者，大多见脾虚湿盛体质，这类体质是不宜久服寒凉之药的。

茯苓、薏苡仁这两种药物，性质温和，有健脾益气的作用，能有效地增强人体的免疫力，久服几乎没有毒副作用，所以，可以制成各种剂型食用，如煮粥、做饼、研末冲服等。

最后，还是强调，慢性乙型肝炎的治疗是一个长期的过程，身体的恢复也是一个缓慢的过程。所以，一定要精神放松，情绪稳定，持久用药，先求得病情的稳定，然后再缓慢地好转。只要假以时日，不论是单纯的慢性肝病，还是到了肝硬化期，都会有好的转归的。

2015 年 3 月 22 日

微中医 *47*

更／年／期／综／合／征（1）

更年期综合征男女皆有，但是，男性更年期综合征大多感觉不明显，临床症状不重；而大多的女性在更年期会有这样那样的不适，所以，在这里只谈女性更年期综合征。

所谓更年期，是指在女性 50 岁左右，闭经前后的一段时间。《素问·上古天真论》中说："女子……七七，任脉虚，太冲脉衰少，天癸竭，地道不通，故形坏而无子也。"这就是女性更年期综合征的根本原因。任脉是主女子经、带、胎、产的经脉；太冲脉是主血的经脉；天癸是主生殖的精微物质。任脉虚，太冲脉衰少，血气不旺，所以天癸竭绝，于是经脉不行，形体衰弱，也就不能怀孕生子。

因此，女性更年期综合征的基本病理变化，就在一个"血虚"。五脏中，心主血脉；肝主藏血；脾生血统血；肾主藏精，精血同源；肺主气，气能生血。所以，这个时期，五脏都出现功能失调，相应地，更年期的临床症状也复杂而多样。

2015 年 3 月 23 日

微中医 **48**

更/年/期/综/合/征（2）

既然更年期综合征的基本病机是血虚，那么，更年期综合征的表现也就都与血虚有关了。

血是什么呢？中医说的血是指流动在脉管中的赤色的精微物质。这个和西医的血的概念基本相同（中医的许多名词和西医的相同，如血、肝、心等，但内涵不一样，有的相差很多，这个以后会详细讨论的）。血的作用，是营养和滋润全身。《黄帝内经》中说："肝受血而能视，足受血而能步，掌受血而能握，指受血而能摄。"这就是说，我们全身的任何功能活动，都必须有血的营养和滋润，各种功能活动是这样，精神思维活动也是这样。

那么，更年期综合征的病人血虚不足，便出现了各种各样的与血虚有关的临床症状。血虚不能养神，便有精神萎靡、失眠健忘、多梦、烦躁；血虚不能养气，气不足便有乏力、困倦、腰膝酸软等；血虚不能养精，阴精不足，便会出现虚热、烦热、汗出。

最主要的，血是月经的主要成分，血虚了，月经自然会少，或者延后，甚至数月一行。就像水库的水一样，天旱无雨，水库无水，自然不能排水放水。

为什么有的人在更年期月经反而会多，十几日一次，甚至淋淋沥沥总不干净了呢？这是血虚不能养气，气也虚，不能很好地控制，水闸提起来，没有力气放下了，关不住。所以，月经不能按时行止。

　　更年期的临床症状主要是这些，这些症状都与五脏六腑的功能有密切关系。但为了大家好理解，我把它都归结到血虚，这样是不是容易弄清楚些呢？

2015 年 3 月 24 日

微中医 *49*

更/年/期/综/合/征（3）

上面我们说了更年期综合征的病因和症状，下面应该讨论治疗。既然基本的病因是血虚，那么，补血就是最基本的治疗方法。

但是，引起血虚的原因有许多，还是拣主要的说。血虚即是血少，少了的原因无非有两种，一是生血功能不足，造出的血不够用，这个多与脏腑功能有密切关系；二是失血过多，像慢性的胃出血、痔出血等，在女性，最多见的是月经过多。这两种原因引起的血虚的治疗是很不一样的，这又是一个复杂的话题，应该根据不同的原因选择不同的治疗方法。

在更年期的女性，血虚的原因多与脾肾两虚有关，即使是月经过多，也是脾虚不能摄血所致。所以，健脾补肾是常用的治疗方法。常用的如归脾丸、二仙汤、右归丸、左归丸、逍遥丸等，这仍需要在医生的指导下应用，并且需要根据每个人不同的情况，适当地配伍疏肝、行气、活血、止血等中药，才能符合每个人的不同病情。

当归补血汤是传统的补血良方，由黄芪 30g，当归 6g 组成。药性温和而不燥烈，可用于大失血、人流后失血过多等血虚证，在更年期综合征中凡无明显阴血内热者均可应用，并且宜早不宜迟。建议在 40 岁后，即可以黄芪 5 份、当归 1 份，研粉冲服，日 3 ～ 6g，久服有良好的益气养血作用。这样，在更年期来临之际，各种症状会减轻些，更年期会过得从容舒缓些。

2015 年 3 月 26 日

微中医 *50*

更/年/期/综/合/征（4）

更年期综合征的治疗其实是很复杂的，上面说过，限于篇幅，不能说得太详细，还请大家谅解。最后，老生常谈的是：

①运动。运动能代替多数药物，而任何药物都代替不了运动。我几乎每天都在劝人运动，尤其是更年期前的女性。每天有适当的运动，周身气血流畅无郁滞，到更年期来临之时，气血旺盛，行于所可行，止于所当止，自然更年期的感觉就会舒畅得多，也更容易度过。

②精神。无论什么病，精神的因素都是最重要的，更年期尤其如此。人的精神舒展，自然周身气血就流畅而无郁滞。这与上面说的运动是相辅相成的，运动是肢体的舒展，精神的舒展是神气的流畅。肢体舒展，气血调和，精神舒畅，如此，许多人的更年期就在不知不觉中过去了。

更年期时间长、症状重的人，多是素日性情急躁易怒或性格内向，情志抑郁不畅。这类人因为体内气血不调和，或郁或瘀，月经紊乱，行于不可行，止于不当止，于是乎，至更年期诸证蜂起，变化多端，痛苦不堪。

至此，谨劝各位，未至更年期的早作预防，已至更年期的坦然接受，早早轻松愉快地度过此段时期。以健康的身体、舒畅的精神，好好享受不同时期的生命带给我们的不同乐趣，使我们的生命之河虽有曲折，但无郁滞地流向大海。

2015 年 3 月 27 日

微中医 *51*

女/性/闭/经/后/的/养/护（1）

从生理上说，女性更年期过后，月经停止，人渐渐步入老年。事实上，现在生活条件好了，许多女性在闭经后并没有马上进入老年期，而是还有很长的一段时间，无论是在外貌上，精神上，还是体力上，都和年轻人没有太大的区别。

但是，无论如何，人还是会一天天慢慢地变老的，青春永驻只是个神话。不管你多么的心不甘情不愿，也还是要渐渐出现一些与老有关的现象，如花眼，记忆力差，腰腿有时酸软，皮肤慢慢松弛，等等。

这些都是脏腑功能开始虚弱、衰减的表现。脾气的虚弱，导致气血的不足。气血不足，不能生精，于是就肾精不足；血虚不能养心，就心气虚，心神不安；肝血不足，虚热内生，就烦躁易怒。针对这些现象，自然还是应该辨证治疗，但最重要的，还是要有个好的精神。

好精神，就是要知道自己的年龄，知道自己的身体，不难为自己，不勉强自己，要相信自己，欣赏自己。俗话说，这叫"到哪山砍哪柴"。

2015 年 3 月 30 日

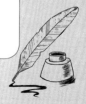

微中医 52

女/性/闭/经/后/的/养/护（2）

闭经后脏腑功能虚衰，人的各种功能活动下降。虚，有阴虚阳虚之分。

"阴"是物质，是我们的血肉之躯，是我们这个身体中可以看得见摸得着的。我们的肌肉、皮肤、骨骼、筋脉、血液以及各种体液等都是"阴"。

所以，阴虚常见消瘦、失眠、健忘、烦躁、多汗、盗汗、口干、口舌生疮等。这是人的阴精不足，不能濡养滋润全身，全身出现以干燥为主的表现。

治疗常用六味地黄丸、知柏地黄丸、天王补心丹等。六味地黄丸主治肾阴虚；知柏地黄丸治肾阴虚，虚热内生；天王补心丹治心阴虚。大家可以根据自己的情况选用。汤剂也多从上面这些方子化裁而来，我常用一个较为平和的补阴方剂：生地黄、黄柏、葛根、白术、黄精、玉竹、甘草。干咳加五味子、麦冬；盗汗加牡蛎、白芍；失眠加炒枣仁；口干、口舌生疮加生石膏。

在饮食上，阴虚之体宜甘凉，不宜温燥。大枣、枸杞子、百合等可以适量常食；各类水果，不论性质寒温，因其多汁，所以可以养阴，也可适量食用；辣椒、烧烤、油炸等温燥伤阴，宜避之；葱、姜、蒜，虽性质属温热，但热而不燥，我们山东人多数喜食，调味、开胃时，可以适当食用。

2015 年 3 月 31 日

微中医 *53*

女/性/闭/经/后/的/养/护（3）

"阳"是功能，是"阴"这个物质所产生的各种功能活动。功能活动不同于物质，它是即刻产生即刻消失的。比如我们走路，走过去了，我们走路的快慢、姿势等就消失不见了。所以，阳虚就是我们身体的各种功能的不足、虚弱。

阳虚，常见乏力，畏寒怕冷，嗜睡，懒言，易感，虚胖浮肿，小便清长，夜尿多，大便稀溏，甚至腹泻。这些都是阳虚，功能不足导致的机能衰退的表现。

治疗阳虚，金匮肾气丸是最常用的药物，它主要是补益肾阳。肾阳是人一身阳气的根本，所以，补肾阳也就是补全身的阳气。补中益气丸主要是补脾虚，用于脾气虚弱、乏力、嗜睡、腹泻等，在所治疾病的程度上要比肾阳虚浅一些，但气旺可以化阳，补气也能补阳。阳虚水肿，可用真武汤，药物有熟附子、白术、白芍、云苓、生姜。

因阳气虚弱，血压低，有个常用方：桂枝 6g，黄芪 12g，当归 6g，柴胡 6g，甘草 6g，开水冲泡代茶饮。

阳虚饮食宜温润，不宜温燥，忌食寒凉。羊肉、狗肉、鹿肉都可温阳，并且是血肉有情之品，最宜阳虚体质。但是，因为阳虚，机能不足，如果多食反而会加重脾胃负担，脾胃运化不动，反成累赘。所以，宜少量常食。核桃、大枣、桂圆、莲肉等也都是药食两用，具有温补作用的好东西，也宜少量常食。

葱姜蒜性质温热，但性质辛散，易于伤耗正气，倒不宜多食。多食发汗，气津随汗而泻，反而不美。

2015 年 4 月 1 日

微中医 *54*

女/性/闭/经/后/的/养/护（4）

实际上，单纯的阴虚或阳虚，在临床是少见的，多见的是阴虚和阳虚的混杂状态。因为，阴和阳的关系是非常密切的，阴虚常随着阳虚，阳虚也会常随着阴虚。

更主要的，除了这个混杂之外，还有一个因虚致瘀的问题。阴虚，物质不足，不能制火则热，容易发生火郁。像烦躁、口干、口舌生疮、小便黄赤等，都是阴虚而发的火邪郁结。

阳虚，功能不足，气血不能很好地流通，则很容易出现气郁、血瘀；水湿不能很好地气化、排泄，就出现水肿、腹胀。这些邪气的郁结都是因为虚而发生，所以，是因虚致瘀。

因虚致瘀的治疗比较复杂，病情有虚有实，而且大多病程较久。由于阴虚阳虚的不同，以及气、血、痰、湿、火的郁结不同，而有不同的治疗方法。只是强调一点，就是，这些"虚"中，最基本的是脾虚，因为脾为后天之本，脾气不虚，则阴虚阳虚就有恢复的基本保障；这些"瘀"中，也是以气郁为本，气流通了，瘀血、水湿等也就容易流动而不郁结。

所以健脾、行气是最重要的。

2015 年 4 月 2 日

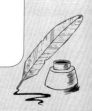

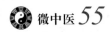 微中医 *55*

春/寒/料/峭

　　清明刚过，来了这么一场春寒。下午下了班，走在路上，竟是寒冬的滋味，甚至一个冬天也好像没这么冷过。

　　我不禁为应春而开的花儿们担忧，今晚这个寒冷的夜，她们如何度过呢？稚嫩的芽，稚嫩的花，怎禁得这料峭的寒！

　　这也就是大自然啊，它有它的道理，花儿左右不了，芽儿左右不了，我们也左右不了。只有接受、承受、耐受。耐受得了，马上转暖了，还能经历一个热烈的夏，成熟的秋。耐受不了，枯萎了，零落了，也就只有期盼明年的春了。

　　我们的身体没有这么脆弱，但是，自惊蛰后，天气日暖，密闭一冬的毛窍渐渐打开，舒发阳气。在这突如其来的春寒时候，体质好的，毛窍能及时关闭，寒邪不能入侵；若体质差些，毛窍关闭不及，那就有可能让寒邪乘虚而入。

　　这个时候，一定要好好保暖，常说春捂秋冻，就是这个时候。饮食宜温热，不宜燥烈，更不宜寒凉。

　　若不慎受寒，用药宜轻柔，不宜过分发散。因为这时候阳气已经在表，毛窍开放，过分发散会耗气伤阳。喝热稀粥，用温水烫脚，都是不错的方法。厨中十全翡翠汤依然可用，但姜蒜葱不宜过重。

　　　　　　　　　　　　　　　　　　　2015 年 4 月 6 日

微中医 *56*

中/医/的/舌/象（1）

今下午，有位病人忽然问到中医看病为什么总要看看舌头。我向他做了些解释，今晚再在这里和大家讨论一下中医的舌象。

中医看病，舌象是必看的。有时候，脉可以不看，但舌象是必须要看的，因为舌象是中医望诊中非常重要的一个内容。

舌为心之苗，又是脾之外候。心之苗，好理解，许多人都知道，"心开窍于舌"，心脏的功能活动可以在舌上反映出来。脾之外候，是说脾的功能活动也可以在舌上有反映。另外，还有许多经脉直接或间接地联系舌体，所以，通过望舌，还可以观察其他脏腑的功能活动。

望舌，分望舌体和望舌苔两大部分。先说舌体，正常的舌体红润灵活，大小适中，无齿痕、裂纹、紫斑紫点。舌体淡白属血虚；胖大多见于阳虚湿盛；有紫斑紫点，见于体内有瘀血；舌体色红，属内热，若色红赤，有黄厚苔，是实热，若色红而暗或呈绛紫色，无舌苔，则是阴虚内热。

若舌体伸出时动摇不定或歪向一侧，则是有内风，需要警惕中风的可能。

若舌体后缩，多是病至危重，脏腑衰竭了。

2015 年 4 月 7 日

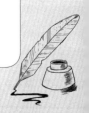

微中医 *57*

中/医/的/舌/象（2）

　　舌苔，是舌体上面的一层附着物，正常情况下，是一层薄薄的白苔，不湿不燥，可以透过这层薄白苔看到舌质。这层薄白苔是由胃气化生，脾胃功能正常，则就是这种薄白苔。我们在刷牙或漱口后多会照镜子看看自己的舌苔，如果是这样的薄白苔，说明脾胃功能无异常，如果舌苔有变化，则是不正常了。

　　看舌苔主要看颜色、厚薄、质地、润燥几个方面。

　　舌苔的颜色，主要是白、黄、黑。一般的，白是寒证；黄属热证；黑属病重，可以是热，也可以是寒，如果黑而干燥，多是热重，如果是黑而湿润，多是寒重。

　　舌苔厚薄多与病的轻重有关，厚者多病重，薄者多病轻。

　　质地是指舌苔的致密状态，有的细密如敷一层奶油，有的粗糙如一层豆腐渣，细密多是湿气重，粗糙多是有热。

　　舌苔的润燥与寒热有关。舌苔湿润，有的甚至能有水滴下来的样子，这是湿气重，也是寒气重；如果舌苔干燥，甚至粗糙焦裂，那就是热重、阴亏了。

　　还有常见的镜面舌和地图舌。镜面舌是指舌无苔，舌面光净如玻璃镜面。地图舌是在舌苔的一处无苔，如地图显现出来一样。地图舌是胃阴不足，也有些小儿地图舌是因为食积所致，镜面舌是阴精大亏，往往是严重的病变。

2015 年 4 月 8 日

微中医 *58*

中/医/的/舌/象（3）

　　中医看舌象，还有一个重要的内容，就是舌苔和舌体的综合观察。一般来说，舌质红，苔黄，是热；舌质淡白，苔白是寒，这是相顺应的。但有时候会不这么顺应，这是比较复杂的一部分内容，与五脏六腑的寒热虚实有密切的联系，是需要专业医生的分析的。

　　关于中医的舌象，主要说这些，如果大家有兴趣，可以阅读一些专业书籍。

　　另外，让中医看舌象的时候，要在自然光线下，还有不要自己刮去舌苔再去看，还有，有时候吃了某些药物、食物或水果等，可能会"染苔"，这是假象，要注意区分。伸舌的时候要张开嘴，舌体自然伸出，不要用力前伸，也不要只伸出一部分，这样都会造成假象。

2015 年 4 月 9 日

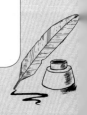

微中医 *59*

中/医/的/脉/象（1）

上面说了舌象，顺便说说脉象，这也是大家对中医感兴趣的一个重要内容。

脉象，就是脉的形象。诊脉，也叫评脉、号脉、看脉。我是喜欢说看脉的，因为脉象要看，而不只是评，是用心去看。手在脉上推寻，心在体味、捕捉脉的征象，所以叫看脉。

传统中医讲脉象，是三部九候，哪三部？上部耳前，中部手腕，下部足踝后，这几处都有可以触摸到的脉搏动。现在讲三部，主要是指手腕处桡动脉的寸、关、尺三部，也就是常见的中医诊脉的部位。手腕掌后高骨处是关脉，关前为寸，关后为尺。

九候，是寸关尺三部各有浮、中、沉三种用力不同的诊脉，三三得九，是为九候。

看脉的最好时间，《黄帝内经·脉要精微论》中说："诊法常以平旦，阴气未动，阳气未散，饮食未进，经脉未盛，络脉调匀，气血未乱，故乃可诊有过之脉。"可是这个事不太好办啊，哪个中医能每天早晨刚出太阳就上班？一般来说，上午还是好些，下午人活动了大半天，气血不稳定，脉象就会有些不清晰，就会干扰医生对病情的判断。

酒后，剧烈活动后，情绪激动时，饥饿时，都不宜看脉。

2015 年 4 月 10 日

微中医 *60*

中/医/的/脉/象（2）

浮、中、沉，是看脉时医生指下的用力程度，又称举、按、寻。浮是轻轻着力，所以是举，有举轻若重的意思；中是稍微加力，有按下、按住的意思；沉是用力，是用力寻找的意思。

医生在给病人看脉时，必须在这三种不同的力度上精心揣度，细细探查，方能诊出病人的真实脉象。

除了医生要有举、按、寻的不同力度，医生本人还必须凝神定志，自己呼吸平稳。因为中医看脉，是以医生自己呼吸的次数来确定病人脉搏的搏动次数的，正常情况下，叫作"一息四至"，也就是医生一次呼吸，病人的脉搏动四次是为正常。快了，称为"数"（shuò）；慢了，称为迟。

医生在给病人看脉时，还有个"五十动"，也就是说，给一位病人看脉，起码要不少于 50 次脉跳的时间。

这是对医生看脉的一些基本要求。如果您在请中医看脉时医生精神不专注，多言多语，无举、按、寻的推求，或者刚一搭手，即放手不诊，那么，这个医生是不负责任的医生，或者是医术粗浅，或者是行为粗鲁，这个脉不看也罢。

2015 年 4 月 13 日

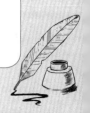

微中医 *61*

中/医/的/脉/象（3）

正常脉象，有三个基本的特点，称为"胃、神、根"。

"胃"，是有"胃气"，脾胃是人的后天之本，气血生化之源，所以，正常脉象要有"胃气"，这种感觉，是指脉来从容和缓，不疾不徐。

"神"，是指脉来有力而和缓，是脏腑功能正常、精气充沛、生命力旺盛的表现。

"根"，是指脉来尺部有力，重按（沉按）有力而不绝的状态，这是肾气不衰的表现。如果病人虽然病情危重，但脉来有根，则如树木有根，枝叶虽枯，根本未坏，尚有生机；若脉来无根，就是肾气衰败，病入膏肓了。

关于病理的脉象，西晋王叔和《脉经》记载了 24 种，明李时珍《濒湖脉诀》记载了 27 种，还有的医书增至 36 种。这是专业医生的事，这里三言两语说不清楚，只是说一点，看病理的脉，主要的是浮、沉、迟、数、有力、无力这六种，这是最基本的。但这也是专业医生的工作，我们普通人，知道脉象的基本含义，在请中医看脉时心中有个基本的概念，也就不错了。

2015 年 4 月 15 日

微中医 *62*

中／医／的／脉／象（4）

中医看病，是"四诊合参"。哪四诊？望、闻、问、切。望是看，闻是听、嗅，问是询问，切是摸、按。四诊缺一不可，没有谁能单凭一种诊断手段能洞晓一切的。《西游记》上悟空在朱紫国为国王悬丝诊脉，那是小说，当不得真的。

说个故事。前年，有同学来说，有某医，看病单凭诊脉，准确率达到85%，诱发了我的好奇之心，遂约了时间，去看这位医生。在我前面，有几位病人，真的是什么也不说，单凭诊脉，诊过之后，详论病情，说某人智商在多少多少，肝囊肿几个，大的几厘米，小的几厘米等等，让我佩服得五体投地。后来又看了几位，感觉有些不妥，后来轮到我了，也是如此这般，伸出手来，默不作声。大约几分钟后，说我胃不好，然后说我没什么大病。事实上，我胃一向很好的，只是偶发心脏早搏。我试探着问到我的心脏，那医生很肯定地说我心脏一点问题也没有。

呵呵，这是亲身经历啊，绝无杜撰。说这个故事，是想告诉大家，中医看病，必须是四诊合参的，不可以单凭一个脉诊。找中医看病，一定要详说病情，不可隐瞒，若单以诊脉试试这个医生的水平，这样受害的是自己。

我在门诊看病，也时常有人先让我看脉的，这时候，一定是先解释中医的四诊合参，让病人基本理解这个道理，绝不迎合病人。然后望，闻，问，最后切。

事实上，医生看病，这四诊也不可能都会按部就班，一个一个地来。很多时候，病人进来，先看到的是面色、形质，望诊有了。病人开口说话，听出语音强弱，嗅出口气清浊，闻诊有了。然后适当询问，最后切脉，给病人一个诊断，一个解释。病人便以为这个医生真神，看看脉，什么都知道。事实上，不是那么回事，真的，你一进来，我已经有了望和闻了。

2015 年 4 月 16 日

一点补充：今天修改《微中医》，看到这里，做了些修改，但感觉还有一层意思没有说透，所以，做个补充。

前些日子在一个中医群里听过一位老师讲座，说的就是这种脉诊。也是这样的情况，单从脉象断人疾病。

由此我想到了纪昌学箭。古时候的纪昌学射于飞卫。飞卫告诉他，先学看东西不眨眼睛。于是，纪昌趴在老婆的织布机下，看机器的转动。三年后，就是用锥子在他的眼前刺过来，他也能不眨眼。然后，飞卫又告诉他，再学视小如大，视微如著。于是，他用一根牛毛拴了一只虱子，天天不眨眼地看。三年后，他看这个虱子如车轮一样大。

纪昌高兴地去告诉他师傅，飞卫说，行了，你可以学射箭了。于是，纪昌很快成为一名神射手，箭无虚发。

我想，脉诊到能单以脉断病，是不是也是这样几十年苦功，手下的脉已经广阔无比，脉的搏动在我们手下是浮沉迟数，而在他们手下是每一个脏腑的展示呢？这是有可能的，只是，一般人做不到吧。

2017 年 7 月 13 日

微中医 **63**

中/医/的/脉/象（5）

上面说到我的一次亲身体验，当然，仅凭这一次体验还不能说中医的脉诊就一定不能用西医检查去验证，但是，就我个人的一点经验，还是要说，中医的脉诊和西医的检查，不可混同。

这是因为，中医的思维是基于我们中华传统文化的，我们中华传统文化认识世界是形象思维，是古人在对大自然的万千事物的发生发展变化的观察中综合归纳出的一种理论，这种理论重在事物的运动变化，在运动变化中探求发生发展的规律。

而西医是基于现代的物理、化学的理论发展起来的，是实验科学，其思维形式是逻辑思维。

中医的脉诊，只能也必须是在中医的理论指导下的一种对疾病的认识和判断方法，它和西医的化验检查很难互相渗透、互相借鉴、互相利用。这并不是说中医就不用开化验单，不能开B超、CT申请单，也不是说中医就不必看这些检查报告，而是中医在看这些东西的时候，必须是转换为西医思维，用西医的知识去理解这些报告单。

并且，在处方用药时，又必须是中医的思维。在中医理论的指导下遣方用药，而不可以用西医的思维、西医的理论去指导运用中药。

那么，中医看这些报告单有用处吗？答案是肯定的，什么用处呢？用这些报告单来检验你的治疗效果。因为，化验检查的报告单，比中医的望闻问切更直接，更细致，它的数字化的表述比中医的模糊表述更清晰。比如，治疗一个糖尿病病人，不管病人的自我感觉与医生指下的脉象有如何好的改变，如果血糖没有降下来，你就无法说你把这个糖尿病给治好了。

2015 年 4 月 17 日

微中医 **64**

谷/雨

今天谷雨。太阳黄经 30°。

"谷雨前后，种瓜点豆""清明断雪，谷雨断霜"，都是说这个时候。此时阳气隆盛，是各种植物生根发芽，开始蓬勃生长的时候。

此时，我们体内的阳气也已经大部散发到身体外面，初春之时因为阳气的始发而出现的各种上火的表现已经消除。此时阳气布满身体，周身气血活跃流畅如开冻的河流，而内脏则是一种相对虚寒的状态。这种时候，阳气在外易于发散，而体内阳气相对不足，所以，《黄帝内经》说"春夏养阳"，就是为了防止在外的阳气过度发散，在内的阳气过度伤伐。因此，春夏间护惜阳气，不使其过度耗用，就是"春夏养阳"的意思了。

因为体内脏腑阳气的相对虚弱，所以，在治疗各种疾病用药时，应该适当注意，不要过于苦寒，因为过于苦寒的药物会损伤人的阳气。另外在非用不可的情况下，也应稍加桂枝、干姜等温阳类的药物，使苦寒不致过度伤阳。

饮食宜温。天气温热，各种冷饮上市，劝大家还是要注意顺应自然，不要贪图一时之快，过食冷饮，以免秋后出现肠胃的毛病。

2015 年 4 月 20 日

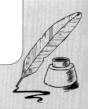

微中医 *65*

整/体/观/念（1）

前面谈中医的脉象时说到，中医思维是形象思维，是在运动中观察问题，是古人在观察大自然的日升月落、春夏秋冬、各种生命的生老病死的自然过程中，总结归纳出的一种关于生命、疾病以及健康的理论体系。这个理论体系的最核心的东西，我认为就是整体观念。

整体，就是完整性、统一性。所谓完整性，就是说人本身是一个完整的整体，人与自然也是一个完整的整体；而统一性，则是说既然人是一个整体，人与自然也是一个整体，那么，这个整体的各个部位、各个器官就是不可分割的，也就是说，人体的各个部位、器官，不可能单独拿出来去观察，去认识。统一性侧重于功能；完整性则侧重于物质，侧重于形体。

昨天，我给一位病人说到人的完整性和统一性，做了这样一个比喻："我们人体好像一辆车子，使用许久了，车子有些磨损，有些陈旧。从静止的观点看，这辆车子还是一辆好的车子，各个零件没有损坏，没有缺失，前后左右转着看，给它做B超、CT、核磁共振，以及其他化验检查，也没看出大的毛病，于是就断定这辆车子还是个好车子。如果用运动的观点看，用整体的观念看，我们就不只是围着车子转圈看，不只给它做各种检查，而是把车子抬起来，推着走几步看。这一看，看出毛病了，推着走了这几步，感觉这车子浑身松懈，的确不是好车子。"

　　这就是中医整体观念的最基本的东西，把人体这个车子推着走几步看。

2015 年 4 月 21 日

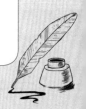

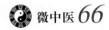微中医 *66*

整/体/观/念（2）

　　人体是部车子，但又胜过车子何止千万倍。车子是由许多零件组成的，一个个零件按照各自的功能、形状组合在一起，就是一部车子。

　　人体这部车子，也是由许多零件组成的，每一个零件也都有各自不同的功能和形状。但是，车子（包括所有的机器）是死的，没有自己的生命，只有在给予外来的动力能源后才能开动起来；而人体（包括所有的生命）是活的，有自己的生命，不需要外来的动力能源（饮食提供热量，只是后天的生理需要，几天不吃不喝人还会活着）。人的这种生命活动，是"气"产生的。这种"气"，源自父母的生殖之精，形成生命之后，又在后天饮食精微的资助下不断壮大。

　　"气"依靠经络输布全身，组织全身的五脏六腑、筋脉皮肉、五官九窍、四肢百骸，共同形成一个有机整体，完成各种生理活动。

　　这就是人体本身的整体性。

2015 年 4 月 22 日

微中医 **67**

整／体／观／念（3）

上面说到"气"，我觉得很有必要就这个"气"再多说几句。

"气"在中医里是个十分复杂的概念，是在中医理论体系中应用最广泛的一个词，也是所有中医书籍中出现次数最多的一个词。不论在什么地方，我们会经常遇到它。如：正气、邪气、脏腑之气、肝气、肺气、胃气、精气、痰气、水气、火气、寒气、补气、泄气、舒气、理气、顺气等。

说"气"，必然要说经络。经络是"气"的运行通道。无论正气邪气、肝气肺气、痰气火气，经络都是各种气的运行通道。就如地上的路，不管什么车，都要在路上跑。铁路、高速公路、普通公路、国道、省道、县道、乡道……各种各样的路跑各种各样的车。海上、空中似乎没有路，但也有各自的航线。

车和路，看得见，摸得着。而人体的"气"和"经络"，具体说来，有各自不同的外在表现，但不像车和路那样有固定的形态，所以无法直观看见。这也是中医学困扰现代科学的核心问题。

我想说的是，"气"就是这样一种东西，往大了说，天地、宇宙，往小了说，每一个人，每一种生命，都由"气"这个东西运化、推动。经络，则是"气"这个东西的通路。现代人试图找到它的实质所在，但目前还没有人成功。既是这样，为什么不直接认可它，而不去问它是什么呢？就如宇宙、太阳、地球，就如我们人体，现代科学又知道多少呢？

2015 年 4 月 23 日

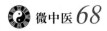 微中医 *68*

整／体／观／念（4）

　　上面不厌其烦地说"气"，说"经络"，是为了说明这样一个问题——我们人体是一个有机整体，它在"气"的推动、调摄下，以心肝脾肺肾五脏为中心，以经络为通路，沟通了胆、胃、大肠、小肠、膀胱、三焦六腑，旁及五官九窍、四肢百骸、骨脉筋肉发肤。

　　这个有机整体，自父母媾精而形成一个新的生命体开始，都是在"气"的作用下，不断完成各种新陈代谢，不断成长壮大直至衰老死亡。每天的各种生理活动，吃饭、说话、走路、喜怒忧思悲恐惊，都是这个整体的各个脏腑器官在气的作用下发生的，在发生这些生理活动的过程中，这个有机整体的各个部分既互相配合、互相推动，又互相约束，共同完成人的生命活动。

　　还是拿车子作比喻，车子上的任何一个零件都不是这个车子，但组合到一起就是一部完整的车子。哪个零件也代表不了整个车子，但这部车子离了哪个零件也不行。再比如说话这一个最简单的功能，不只是声带和口腔的联合功能，要发出声来，还必须有肺的送气，说话内容要有脑、心的思考，肺的气，脑和心的思考都是需要能量的，这个能量又来源于脾胃的消化吸收。看看，缺了哪个能行？

　　生命活动是这样，疾病过程也是这样。我们的疾病，总是由某一局部开始的，然后慢慢扩展到全身。在这个过程中，生理的相互配合、相互推动，转化为相互影响、相互损害。这也是中医整体观念的一个重要内容。还是那个车子，某一处零件损坏了，对于这部车子，可能暂时还没有大碍，还可以使用，但这个零件的功能没有了，就会失去整体的协调，其他的零件就会随之而产生功能的变化，久而久之，整部车子就趴窝了。

2015 年 4 月 26 日

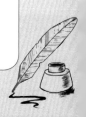

微中医 *69*

整·体·观·念（5）

我在门诊看病，经常遇到这样一种情况，某位病人手里提了一包药过来看病。经过问询，知道是因为胃不好，在消化内科看过；因为妇科的毛病，又刚刚在妇科看过。

对于这样的病人，医生是不能责备他们的，因为病人不懂。但是，对于某些医生，我真的是无语了。没有好好把握"整体观念"，是发生这种问题的重要原因。病在一个人的身上啊，上下、表里、内外，无不密切关联，岂能"头痛治头，脚痛治脚"？病人不懂，医生是懂的。况且，无论拿了几份药，一个病人只有一个胃，不知道能不能让治疗妇科病的药不经过胃而只去到妇科病灶，而治疗胃病的药只留在胃里？

即使是发生在皮肤表面的一处小小的湿疹，也与体内的脏腑功能有一定的联系。所以，不论是胃病、咽痛、牙疼，还是妇科病、关节病，病在一个人身上，就必须全盘考虑，一体治疗。因为这些病都是有密切的内在关联的。

当然，治疗时是有主有次的，所谓"急则治标，缓则治本"，也叫"抓主要矛盾的主要方面"。

许多时候，不论病人的病情如何地千头万绪，表现怎样地复杂多样，但基本的病机就是一种。只要抓住了这个基本的病机，在治疗主要病证的时候，一些次要的病证会随之好转或消失的。

这也是"整体观念"的一个重要内容。

2015 年 4 月 27 日

微中医 *70*

特/别/强/调/一/件/事

前天，有朋友看了我的《微中医》，评论说，中医的理论，像"气"啊，"脏腑"啊，"经络"啊，你们中医自己说起来头头是道，可是就不如西医的化验检查细致、准确，中医的东西还是有些虚玄。

这是我努力想和大家解释明白的一件事。在我的《微中医》前面的几篇文章中，都谈到这件事，可是，还是有的朋友弄不明白，我自己也说得舌燥唇焦，可见这是不容易说明白的一件事。

我还是试图把它说明白。

许多人认为中医的理论是看不见摸不着的，但并非真的看不见摸不着，而是缘于思维形式的不同，而使人觉得本来很清楚的事情，变得模糊了。

西医的化验检查，是直观的，数字化的，大家都能一目了然。中医的气、脏腑、经络等，没有这种直观，没有用现代科学的形式数字化。但气、脏腑、经络，用东方传统文化的思维形式看，都是实实在在地存在的！而且，它们是存在于我们日常生活中的。

用现代科学解释不了的东西就一定是虚玄的吗？中医传统的东西一定需要现代科学的解释吗？现代科学不过百余年，它能解释的还是很有限的，也许，再有百余年，现代科学会把这一切解释明白。我们不妨先把我们几十年的东西继承下来，应用下去，而不忙着去用现代科学解释它。

2015 年 4 月 28 日

微中医 *71*

整/体/观/念（6）

还是回来接着说整体观念。

中医的"整体观念"，除了说明人体是一个有机整体外，还有一个重要的内容，就是"天人合一"。知道这句话的人不少，但是，"天"是如何与人"合一"的？大概就难述其详了。

首先，我们得承认，虽然我们人类统治了地球，是地球上的最高等生物，但是，我们仍然是地球上的生物之一。地球上没有永恒不灭的生物，我们人类也是如此，长生不老的神仙只是个传说。

我们生活在地球上，脚下是我们赖以生存的大地。朝升暮落的太阳给地球以温暖，给地球以取之不尽用之不竭的能量，所以，地球上才有了这万万千千的多彩生命。不同的生活环境造就了不同的生命，大家都喜欢看《动物世界》《人与自然》这类电视节目，我们都惊讶于各种生命的适应能力，惊讶于生命的多样性。我们人类既是这万千生命中的一员，那么，大自然的变化也就必然会影响人类。

这就是"天人合一"的基本内涵，人与自然的统一。大自然给我们提供了生存的条件，同时也给我们准备了各种挑战生存的环境。如温度、光照、湿度的变化，如风霜雨雪，如地震海啸等等。适应了，我们就能与自然和谐共处；不适应，就会造成创伤，甚至疾病。

2015 年 4 月 29 日

微中医 *72*

整/体/观/念（7）

上面说的是"天人合一"的基本内涵，具体地说，"天人合一"就是四季气候、一日晨昏、地区方域等各种自然现象及地理位置，对人产生的时刻而全面的影响。

四季气候，这是大家都时常感受到的。春温夏热秋凉冬寒，这是自然气候的变化，这些变化时刻在影响着我们。《黄帝内经》说："天温日明，则人血淖液而卫气浮，故血易泻，气易行；天寒日阴，则人血凝泣而卫气沉。"

一日晨昏。早晨起来阳气升腾，人随之精神振发；日暮阳气内敛，阴气凝重，人随之精神内藏，困倦思睡。《素问》说："故阳气者，一日而主外，平旦人气生，日中而阳气隆，日西而阳气已虚，气门乃闭。"

地区方域，对人的影响是长久深远的。我们的国家土地广博，我们的地球，周圆八万里（华里），南方和北方，东方和西方，人的气质、体质是大不相同的。我们出门旅行，到了一个生疏的地方，常有"水土不服"的情况，这是突然的地域变化给人的影响。

四季气候、一日晨昏等对人的生理影响是明显的，同时，对人的健康、疾病的影响也是明显的。不同的季节有不同的发病特点，不同的区域也有各自的疾病特点。

2015 年 5 月 1 日

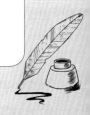

微中医 *73*

整 / 体 / 观 / 念（8）

　　关于整体观念的最后一点。上面对整体观念说了许多，反复强调人体自身是一个有机整体，人又与大自然是一个有机整体。这个整体观念在中医的基础理论中是十分重要的，是中医的灵魂。

　　只有很好地理解了这个整体观念，才能很好地把握中医，运用中医。如果"头痛医头，脚痛医脚"，那就失去了中医的灵魂。

　　清代名医叶天士有个著名的医案故事，说的是有位产妇临盆难产，去请叶天士。叶天士从地上随手捡了几片梧桐叶，交给来人，让他回家煮水给产妇喝。那人回家依法煮水，结果婴儿很顺利地生下来了。叶的学生记下此事，遇到产妇难产，也如法炮制，结果无效。学生问老师，老师说，"我当时用梧桐叶，正是秋后，树叶熟透自落，以之煮水，取其自落沉坠之性。你用在夏日，树叶尚未熟透，岂能有效？"

　　这就是整体观念一个很好的诠释。

2015 年 5 月 4 日

微中医 *74*

辨╱证╱论╱治

中医的基本特点一个是整体观念，我们已经用了很大的篇幅讨论过，还有一个是辨证论治。

整体观念是医生认识疾病的灵魂，而辨证论治则是治疗疾病的灵魂。

辨，是辨别，是辨析。证，是一个疾病的状态，这个状态是一种整体的，从发病原因，到疾病的变化过程，再到目前的表现。比如冠心病，在西医，是供应心脏的某一支或几支血管的堵塞不通；而在中医看来，则应在整体观念的基础上，考虑全身的因素——或气郁，或气虚，或血瘀，或痰浊阻滞，等等，这就是辨证论治。所以，对一个冠心病，中医给出一个证。这个"证"，是形成这种冠脉堵塞的从原因、变化到表现的一个证。从这个证，然后论治，这个"治"，也必须是从原因着手，直到解决血管的堵塞以及各种临床表现。

所以，中医是整体地看问题，是辨证地看问题，是从根本解决问题。我们不去考虑具体的哪个血管堵塞，而是从为什么血管会堵塞去论治。大家都说中医治本，也就是这个意思。

所以，中医治病求本，审因论治，不去活血化瘀而血管通畅，不去降脂降压而血压血脂自会恢复正常。因此，找中医看病，如果医生看到有炎症就用金银花、黄芩，血压高就用钩藤、泽泻，发热就用柴胡，而不去辨证论治，这样的中医，不是真正的中医，只是"西医不精，中医不通"，偶尔获效，凑巧而已。

2015 年 5 月 5 日

微中医 *75*

立/夏

今天立夏，太阳黄经45°。立夏，顾名思义，是夏天来到的意思，但在古时候，这个夏有个"大"的意思在里面，就是说，到了这时候，各种植物的花大都开过，果实开始变大。前些日子小麦就已经开花，现在正是灌浆的时候，也是麦粒变大的时候。

从现在开始，阳气愈加隆盛，天气越来越热，但在我们这里，天气忽冷忽热。像今天，是比较凉爽的，昨天还穿上短袖了，今天穿就有点冷。因为没到雨季，所以气候会有些干燥，人还是容易上火。

立夏后，白天还在继续加长，夜晚随之继续变短，我们身体的阳气已经完全舒散开来，毛孔开放，但老天爷不时地会送来个冷天，因此，穿衣还要注意，不可过于单薄，随时注意加衣，避免感冒。这个时期的感冒，往往不容易迅速治愈，我见过几位，发热往往会持续数日，可能与忽冷忽热，身体抗病力没有完全适应有关。

这些日子，开春以来的慢性胆囊炎、慢性胃炎、高血压等"上火"的病已经平稳下来。到了夏日，心脏不太好的人需要小心了。因为心应夏，此时是心脏病容易加重或复发的时候。

2015 年 5 月 6 日

微中医 76

冠/心/病（1）

　　心为君主之官，主神志，主血脉。通俗地说，心在五脏中像个皇帝一样，是统帅，主导人的精神情志活动，主导人的血脉运行。所以，心的病变，多见人的精神情志的异常和全身血液的运行异常。

　　冠心病是因为供应心脏本身的血管堵塞，导致心脏功能不能正常地发挥，很容易造成精神情志以及全身血脉的运行异常。所以，冠心病患者除了心前区疼痛、胸闷等心脏本身的疾病表现以外，还常常有精神不振、紧张、烦躁、失眠，以及全身怕冷、畏寒，或者面色紫暗，唇舌有瘀斑、瘀点等症状。

　　心脏是五脏中最辛苦的器官。前些年马季的相声有《五官争功》，如果再有个《五脏争功》，那嚷得最凶的一定是心脏了。心脏在胎儿期形成，三四个月时开始有心搏，直到最后停止搏动，一生是未曾休息过的。维持心脏搏动功能的，是心脏本身强劲的阳气。有了这个阳气的推动，心脏才能这样不知疲倦地搏动一生。

　　所以，冠心病的基本病因是这个阳气的不足。造成心脏阳气不足的原因是多方面的。心阳不足，推动无力，冠脉中气血运行也随之迟缓，这样就出现堵塞了。就好比河里的水势不旺，就容易出现一些淤滞的不能流动的死水一样。

　　堵塞冠脉的可以是痰，也可以是瘀血，还可以是寒邪或热邪。不论是什么，冠脉被这些邪气堵塞了，心阳又不足以冲开这些堵塞，供应心脏的血液流行不畅，就是我们常说的"冠心病"。

2015 年 5 月 7 日

微中医 77

冠/心/病（2）

冠心病用中医药治疗有很好的疗效。当然，最主要的还是要辨证。因为虽然冠心病的基本病机是阳气推动无力，但让阳气推动无力的原因有虚有实，堵塞了冠脉的病邪有痰有瘀，所以，一定要辨证论治，根据不同的病因、体质及证候，而用不同的方剂。

高血压是引发冠心病的最常见原因。对于高血压，前面我们有论述，其根本病因是"郁"和"瘀"。这和冠心病的病因是一致的。所以，解除高血压的方法就是缓解冠心病的方法。

近些日子，用以葛根为主的方剂治疗高血压和冠心病，感觉疗效要好一些。常用药物有葛根、丹参、茯苓、山楂、玉竹、生地黄等。单纯高血压患者，将上述药物以水煎服，降压作用起效快，效果持久。

如果有心肌缺血的情况，也就是有冠心病，加桂枝、当归、檀香，对于改善心肌供血是有很好的效果的。如果是病情不重而且无其他兼证，坚持应用，心电图的改善是肯定的。

2015 年 5 月 8 日

微中医 *78*

冠／心／病（3）

俗话说"心病还得心药医"，是指精神情绪方面的不良状态还需要精神的调理。对于冠心病病人，除了必需的药物治疗外，精神的放松、舒展也是十分重要的。

前些日子，我看过一位病人，高血压数年，心电图有轻微的缺血改变，思想上紧张得不得了，心电图常常做，治疗冠心病的药物几乎都吃过，但是症状改善不明显，已经决心要去做冠脉支架了。根据他的实际情况，我先是给他解释他的病情比较轻微，然后让他精神放松，注意控制饮食，适当运动，加服小剂量的中药。治疗2个月，他的心电图有缓解的变化，精神上也有很大的改善，遂放弃了做支架的打算。

对于冠心病，大多数病人担心的是猝死。其实这是可以预防的。猝死的发生多与生气和饱食有密切关联。所以，保持心情放松愉悦，不发生大喜大怒的情志变化是很重要的。喜为心志，过喜伤心；怒为肝志，过怒气机郁滞，阻塞心脉。这些都会使心脉瘀堵，发生猝死。

过饱也是发生猝死的常见原因。饱食之后，老年人脾胃虚弱，运化无力，饮食停留于胃，上下气机不畅而出现心脉堵塞，也会发生猝死。所以，老年人，尤其是有心脏病的老年人，一日三餐饮食清淡，食不过六七分饱，是养心益心护心的良策，也是预防意外的良策。

2015 年 5 月 14 日

微中医 *79*

心/肌/炎

若感冒后持续低热不退、心慌、乏力，要警惕心肌炎的可能，尤其是青少年。这个时候，医生让做心电图，查心肌酶，一定不要拒绝。因为，经常有感冒低热不退的病人，在这个时候做心电图会有病理性的改变，如果坚持不做，继续当感冒治疗，会贻误病情的。

心肌炎是风温邪气入里，流入心经，扰乱心神所致。持续低热，是风温邪热不退；心慌是心神被扰，心神不安；风温邪热伤人气阴，正气不足，所以病人多有疲乏无力的感觉。

心肌炎在早期，病人仍发热，舌苔薄黄或黄厚，脉细数，是风温余毒未尽，仍以清热泻火为主，兼用益气养阴。常用药物如金银花、连翘、黄芩、柴胡、生石膏、知母、麦冬、茯苓、丹参等。

在心肌炎的后期，低热已退，病人有乏力、心慌、舌质红，少苔或无苔，是气阴两伤，以益气养阴为主。常用药物如太子参、麦冬、五味子、茯苓、葛根。如果苔仍薄黄或黄厚，则加金银花、黄芩、黄连等，继续清热泻火。

若是心肌炎后频发早搏，是气阴两伤，阳气受损。宜用桂枝、太子参、麦冬、五味子、茯苓、炙甘草等。

心肌炎无论是在早期还是后期，或后遗症期，充足的休息是很重要的。因为邪热的侵袭，心脏自身已气阴两伤，如果再有剧烈的活动，更加耗伤气阴。就好像一个体质虚弱的人，自已行走尚且困难，再给他一个担子让他挑着，那他一定不能胜任的。

2015 年 5 月 17 日

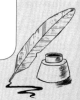

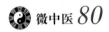 微中医 *80*

失/眠（1）

　　成年人没有经历过失眠痛苦的大概不多。只是有的人失眠的时间很短暂，一天或数天，而有的人则时间比较长，或数月，或数年，甚至更久。

　　失眠的滋味不好受。躺在床上，听到他人熟睡时香甜而轻微的鼾声，看到他人熟睡时梦中的笑容，自己辗转反侧，浑身难受，眼目干涩，脑海纷纭，无论如何，就是睡不着。其痛苦之状，难以言说。

　　失眠的根本原因是阳不入阴。我们早晨起来，阳气升发，至午时阳气隆盛，午后阳气开始内敛，至日落身体的阳气也收敛入阴。于是，睡意朦胧，躺下后即沉沉入梦乡了。

　　阳不入阴，是因为阳气过旺。这个"旺"，是一种病态的亢奋，有虚有实。虚者，是阴气不足，虚阳内扰，阴不足以敛阳，阳难以入阴；实者，是因为阳热有余，阴气不能收敛，而阳气亢奋于外。

　　阴虚者，或思虑过度，耗伤阴血；或失血过多，精血亏虚；或多汗伤阴，阴液不足，等等。阳实者，或五志化火，阳热有余；或外感温热，邪热壅盛；或阴虚而阳气有余，虚热自生。阴阳互根互生，及至阴损及阳，阳损及阴，阴阳俱虚，那就是久病导致失眠，治疗就比较棘手了。

2015 年 5 月 19 日

微中医 *81*

失 / 眠（2）

　　失眠的根本原因是阳不入阴。从阳的方面说，不论是虚热实热，都是阳的势力太强，不想为阴气所收敛；从阴的方面说，主要是阴弱，收敛不了阳气。这样说来，治疗无非是两方面，抑阳或扶阴，使阴阳平衡，当升则升，当敛则敛，则失眠可解。

　　抑阳：虚阳浮越者，可益阴以降虚火，药物有生地黄、知母、麦冬、天冬，白芍、五味子、酸枣仁等，中成药有知柏地黄丸、天王补心丸等；实热亢盛者，看邪热所在，径直清热泻火可矣。

　　扶阴：药物有生地黄、熟地黄、麦冬、天冬、知母、石斛等，中成药有六味地黄丸、大补阴丸等。

　　偏方有这么几个：①炒枣仁 10～20 g，研末睡前冲服。②酸枣树根适量，煮水，睡前热服。③花生秧（花生的地上部分，秋天采摘晒干备用）适量，煮水代茶饮。我常用这么几个，有的效果不错，大家有什么好的偏方，请告诉我，我再告诉大家，好东西应该共享。

2015 年 5 月 20 日

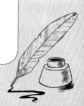

微中医 *82*

失 / 眠（3）

昨天的微中医发出去后，有位朋友告诉我说，酸枣的嫩芽在"五一"前后采摘，晾干，开水冲服代茶饮，也有安眠作用，这是他用过的。看来，酸枣真是个好伙计，一身都有安眠的作用，怪不得长了一身的刺，是想告诉人们，好的东西都是不容易得到的吧？

另外，睡前热水洗脚，有镇静安神、引火归元的作用，也能帮助睡眠。

运动也是有效改善睡眠的一剂"良方"。持久的、合理的、积极的运动，能很好地调理阴阳，增强阴阳的自我平衡能力。所以，运动是胜过任何药物的安眠方法。

对于失眠病人，不论是虚是实，是老是少；也不论是用汤药，用丸剂，还是偏方验方，最后的医嘱是：睡前热水洗脚，躺下，怎么舒服怎么躺，想什么算什么，什么时候睡着什么时候算，睡多少算多少。这样一种完全放松的办法，是催眠的最好方法。

2015 年 5 月 22 日

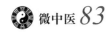微中医 *83*

多/寐

说完失眠，必须说说多寐。因为多寐和失眠是相反的，顾名思义，多寐就是睡觉多。

我们正常人，一天有 6～8 个小时的觉就够了，但多寐的人好像永远也睡不足，什么时候也想睡，并且是躺下就睡得着，甚至坐着也能睡。

这也是一种不正常的病态。多寐，多是由于脾虚，运化无力，气血不足，水湿不行，水气过重，阳气被邪气困束，自己出不来，也就是上面说的阳不出阴所致。水湿邪气郁塞经络血脉，血行不利，精血不能上承营养脑窍，脑窍缺乏精血的营养，而出现精神不振、昏昏欲睡的状态。

多寐的人多见肥胖，这和脾虚湿气过重是一回事。所以，减肥是治疗多寐的最有效，也是最根本的方法。

我这些日子和肥胖的病人交流不少，每每看到胖人，总是从心里为他们着急，但有些人总也听不进我的劝告，真让人担心。

这几日应用一个祛湿减肥的方子，效果还行，大家可以试试：苍术 10～20g，丹参 15g，葛根 15～30g，酒大黄 6～12g。多寐的人可以加桂枝 6～12g。

2015 年 5 月 24 日

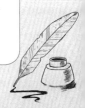

微中医 *84*

抑 / 郁（1）

　　几乎每天都有抑郁症的病人。按说，如今这么好的日子，要啥有啥的，咋的就这么抑郁呢？无精打采的，对事情没兴趣，情绪低落，思维缓慢，睡眠不好，等等。

　　确实就有这么多的抑郁症病人。顾名思义，抑是抑制，是压抑；郁是郁结，是郁闷。合起来说，就是人的精神受到某种压抑、抑制，从而思想上郁闷不畅，进而郁结成疾。

　　不能小看抑郁症。许多病人家属都不太了解这个病，陪病人来看病时大多不耐烦，都认为病人没病。因为做了许许多多的检查化验，没查出病来，就认为病人是思想病，甚至有的家属认为病人是装出来的。

　　绝不是装出来的！查不出来是真的，因为现代医学的这些检查化验，还没精细到这个程度。

　　上面说过，抑是压抑，是抑制。压抑，让人肝气不舒畅，肝气不舒，就会影响到脾的运化，脾运化不好，气血就不能很好地生成和输布，全身缺少了气血的推动和营养，于是就出现了抑郁症的各种症状了。

　　所以，抑郁症的关键是肝气不舒。

2015 年 5 月 27 日

微中医 *85*

抑 / 郁（2）

人为什么会肝气不舒呢？是因为所愿不遂。什么愿呢？这个就多了去了。

在精神情感方面，夫妻双方对各自的爱人都有些不满（事实上，哪有十全十美的婚姻呢？）。新婚之初，凡事还有些忍耐，结婚几年，彼此熟悉，忍耐心没有了，各自失去了耐心，于是，互相指责。这个指责，其实就是自己对对方的希冀没有得到满足的表达。

这些指责，有物质、地位、金钱等方面，是非常多见的。虽然，大多数人都在说，我不在乎这些，其实，谁能脱离现实生活而活在真空中呢？这种对物质生活的不满足，还是与精神情感上的不满足有密切关联的。我们无法把它们截然区分开来。

说这些，还是关系到肝气不舒的根本原因——所愿不遂。这个所愿不遂，根本说来，还是人类的一种欲望，一种永远也无法满足的欲望——自私。

2015 年 5 月 28 日

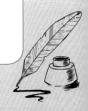

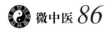 微中医 *86*

抑/郁（3）

　　自私是人的本能，也是所有生命的本能，如果没有这种本能，那么，这个世界将不会有这千姿百态的生命。只是，人类的这种本能被无限地扩大了，变成了贪欲，永远也不能满足的贪欲。

　　这就是抑郁的根源。贪欲有物质的，有精神的，尤其是精神方面的贪欲更容易引发抑郁。

　　现在患抑郁症的人这么多，就是因为这种无止境的贪欲得不到满足，也就是"所愿不遂"的时候，肝气郁滞不畅，发生抑郁。

　　所以，治疗抑郁最根本的方法是去掉自己的贪欲心，从而发自内心地对自己目前的经济状态、生活环境感到满足，所谓"知足常乐，无求心安"。

　　我们每个人每天其实只需要一点点的物质就能满足日常的生理需求。日不过三餐，夜不过一眠，山珍海味吃出来高血脂、高血压，锦被牙床，该睡不着还是睡不着。想想人生不过短暂的 3 万天，生命终了不过一阵青烟，身后的万贯家财都是别人的了。

　　退一步海阔天空，忍片刻浪静风平。多少抑郁是来自这不知退、不懂忍啊！

2015 年 5 月 29 日

微中医 *87*

抑郁（4）

在配合心理疏导的前提下，中药对抑郁症的治疗是有效的。但必须配合心理疏导，如果只看到病，看不到人，无论是中药还是西药，治疗效果都是暂时的。

既然抑郁的根本是肝气不舒，那么疏肝就是第一位的。如果情况不重，时间不久，只是轻微的胸闷，心情不舒畅，食欲不振，或有腹胀嗳气，逍遥丸是不错的。今天来一位病人问逍遥丸可以连续吃多久，我告诉她，逍遥丸的药物组成有柴胡、当归、白芍、白术、茯苓、炙甘草，都是些药性平和的药物，可以久服，一般连续吃一二个月是不会有不良反应的。

如果抑郁日久，肝气不舒，疏泄作用失常，进而影响到脾胃的运化功能，出现腹胀，明显的食欲不振，精神萎靡，失眠，则要疏肝健脾并重。还是逍遥丸，改丸为汤，重用白术，加强健脾作用。腹胀明显加厚朴，失眠严重加远志、炒枣仁。

若脾虚运化无力，水湿停留，凝聚成痰，见有胸闷、头晕如有物蒙，则需以健脾化痰为主，二陈汤是主要的方子。其中，半夏的应用根据病情，如果是比较严重的情况，我有时会用到30～60g，但这必须是在医生的指导下才可以的，不可自己乱来。

玫瑰花、月季花等花类，多有疏肝解郁、行气活血的作用，可以用来泡水常服。

合欢皮有明显解郁作用，在上述各方中都可酌情应用，量宜大，可用至30～60g。

2015 年 6 月 1 日

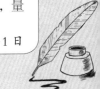

微中医 88

抑／郁（5）

最后，告诉大家治疗抑郁症的一个绝方，也是唯一能彻底治愈抑郁症的绝方——到大自然中去。

虽然，我们人类仍然生活在大自然中，但是，种种人为的生活方式、生活环境，让我们远离了大自然。远离了大自然的人类，终日沉浸在灯红酒绿、纸醉金迷、忙碌钻营、尔虞我诈的小圈子中，稍有不遂，便郁郁不得志，便产生了抑郁症。

到大自然中去吧，她那宽大的胸怀，足以让你释放所有的郁闷，足以宽容你所有的龌龊。

到大自然中去吧，大自然的蓝天白云，大自然的远山近水，大自然中的所有生命，会让你知道自己的渺小，知道了自己生命的短暂，也就知道了自己所终日不能释怀的那一点点小事、破事，在大自然的眼里，是多么不值一提。

到大自然中去吧，大自然中的春花秋月、风霜雨雪，会洗涤你心中的郁闷，消散你心中的块垒。

到大自然中去吧，徜徉在大地母亲的怀抱里，你可以哭，可以笑，可以欢呼，还可以奔跑。

在大自然中，我们运动了肢体，释放了郁闷，看到了自身的渺小，舒展了心胸。在大自然中，我们得到了这么多，何抑郁之有？何痛苦之有？！

2015 年 6 月 2 日

微中医 *89*

苦/夏

　　苦夏，中医称为"疰（音注）夏"。多见于素日脾胃虚弱、气阴两虚的人。夏日天气炎热，人的代谢旺盛，需要脾胃有很强的运化能力，以适应对气血的需求。但脾胃虚弱的人，这个时候容易掉链子，出现眩晕、乏力、精神不振、不思饮食、失眠多梦，甚至有的人会经常有低热发生。这就好像一部开了十几年，跑了几十万千米的车，平日里跑个六七十千米还凑合，如果拉到高速公路上，开到一百几十迈，大约用不了很长时间就会开锅是一样的。

　　既然是这种情况，解决的方法是很简单的，就是不要再去羡慕那些好车、新车，心甘情愿地做自己的老车、破车，你们在高速路上跑吧，我们能跑个六七十千米还是不错的，看看那些趴了窝的废车，是不是特知足了？

　　说回来，脾胃虚弱，气阴两虚，中医治疗还是以健脾和胃、益气养阴为主。生脉饮、补中益气汤是常用的。如果虚热较重，可酌加生石膏、知母；食欲不振加焦三仙（焦山楂、焦麦芽、焦神曲）。

　　症状不重者，可用西洋参片 3 ～ 5g，焦山楂 5g，黄芩 6g，黄芪 10g，水冲代茶饮。

　　有苦夏病史的人，最好是在春末即开始调理，因为春末气候温和，肝气舒畅，肝气舒则脾胃健，此时适当应用健脾益气的药物，会事半功倍的。

2015 年 6 月 3 日

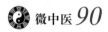 微中医 *90*

低/血/压

昨天说到苦夏，想到了低血压。大凡苦夏的人，多有低血压，但低血压不一定苦夏，这个不能混为一谈。

前面说过，高血压是"瘀"和"堵"，那么，低血压则是"虚"和"空"。什么虚？脉道虚，虚则空。为什么虚？气血不足，气血不足则脉道空。为什么气血不足？脾胃虚弱，脾胃虚弱则生化弱，气血生成不足。

虚则补之，空则填之。但脾胃虚弱，吸收能力弱，补急了，补重了，超出了脾胃的吸收消化能力，补进去的不但不能形成营养，反而会停留胃脘，变成新的病邪。有的脾胃虚弱的人听说固元膏很好，就做来吃，结果不但没有觉得身上长力气，反而口舌生疮，口干舌燥，这就是郁热化火。

我的办法是，用黄芪 5～10g，桂枝 3～6g，肉桂 3g，炒白术 6g，柴胡 3g，生地黄 10g，让病人长期开水冲泡，代茶饮，大约 1～2 个月或稍多，大多血压会升高，身体会明显感觉有力气，吃饭也会香甜许多。

2015 年 6 月 4 日

微中医 *91*

小/儿/夏/季/感/冒（1）

夏天，天气越来越热，这些日子雨水不多，气候偏于温燥。小儿体质，中医称为"纯阳之体"，是说小儿体质阳气旺盛，生机蓬勃，所以，若感受风寒邪气，最易化热入里，出现高热不退。

夏天温燥，人体毛窍洞开，风寒邪气最易入侵。小儿衣着单薄，奔跑玩耍后汗出淋漓，或急于吹风取凉，或急于饮冷降热；晚间睡卧时，看护不慎，蹬衣踹被，为风寒邪气所伤，都容易发生感冒。

对于感冒，我的感觉是，凡感冒，必因于寒，夏日感冒也是如此。但因为小儿的"纯阳之体"，寒邪有可能在极短的时间内化热入里，所以，外感风寒的症状并不明显，而容易直接出现风热或温热的表现。

因此，治小儿夏日感冒，必须解表与清里同用，散寒与泻火并举。荆防败毒散是常用方剂，药有：荆芥、防风、金银花、黄芩、牡丹皮、桔梗、杏仁、柴胡、甘草。若高热不退，加生石膏；若热盛动风，出现惊厥抽搐，加羚羊角粉、钩藤、蝉蜕等。

生石膏用量宜重。民国名医张锡纯喜用生石膏，常用至一斤（500g），我在临床，120～300g 也是常用量。

2015 年 6 月 5 日

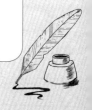

微中医 *92*

小/儿/夏/季/感/冒（2）

推拿疗法是治疗小儿四季感冒的首选。不论什么时候的感冒，因小儿脏气清灵，气血流畅，经络毫无瘀滞，所以，推拿对小儿是最有效的。并且，推拿是最健康最绿色的，只要方法大致对路，无任何毒副作用。

过去农村老太太大多知道一些推拿的方法。还记得小时候有小儿发热，老母亲和祖母两人合作，把病儿按在家前的碾盘上，取一把黄蒿，用手揉揉，蘸了酒，在病儿身体的前胸、后背、两条胳膊内侧刮出红红的血印，病儿一边哭一边闹，大人全然不管，一会儿，刮完了，孩子哭够了，出一身汗，喝碗水，一摸额头，不热了。

现在的父母和祖父母大多不会这些方法了，也不舍得。那可以去专业的小儿推拿科，请医生推拿。

不过，年轻的父母还是应该学会几个简单的推拿方法，以备小儿夜间或突然发热。①揉耳轮。用手（可以蘸点酒），将小儿两个耳朵揉搓至鲜红色，最后在耳轮的边缘用手挤出几个小疮（紫红色的小疙瘩），或者用消过毒的缝衣针沿耳轮一圈，轻轻点刺，挤出一滴鲜血来。②刺大椎。大椎在颈后最高的骨头下面的凹陷中，可以用针刺出血，或挤出疮来。③清天河水。在小儿的前臂内侧，由远端向近端蘸了冷水推或敲打，至皮肤发红色。

这是常用的小儿退热方法，人人会做的。

2015 年 6 月 7 日

微中医 *93*

小/儿/夏/季/感/冒（3）

　　夏季的特点是阳气在表，人体毛孔开放，汗出多，感冒后容易伤人津液，出现口干口渴的表现。所以，感冒后足量及时地饮水是非常重要的。尤其是小儿，中医还有个说法叫"稚阴稚阳"，是说小儿体质娇嫩，阴阳都旺盛而脆弱，易受伤害。

　　感冒后的饮水是十分重要的，事实上，大部分的感冒单纯通过饮水就可以治愈。因为我们的身体对感冒有很强的抗病力，对感冒邪气侵袭后形成的伤害，也有很强的自我修复能力。我们所需要做的，只是给身体提供良好的物质保障，这个物质保障主要就是水。因此，小儿感冒后不要急于用药，只是给他及时地饮水，体温在39℃以前尽量不要用退热药，任我们的身体自然修复，这是最好的，这样的一次感冒过程，会大大强化我们身体的抗病力和自我修复力。

　　有些小儿感冒后不喜欢饮水，这时候可以适当以西瓜代水。西瓜，我们中医称为"天生白虎汤"，有很好的养阴清热作用。

　　还有一个方法，生石膏60～120g，加大米适量共煮至米烂开花，去掉米和药渣，以这个药水加适量白糖或冰糖，给小儿少量频服，也有很好的养阴清热作用。

2015 年 6 月 8 日

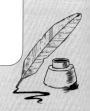

微中医 *94*

小/儿/腹/泻（1）

　　小儿腹泻多见于饮食不节，简单直接地说，就是给撑的。现在的年轻父母，还有部分的爷爷奶奶、姥姥姥爷，都不担心小宝贝撑着，只担心小宝贝饿着。

　　岂不知，"小儿待要安，须得三分饥和寒"。小儿脏气清灵，但也脆弱，饮食少些，脾胃负担轻，容易消化吸收；稍有饱食，脾胃运化不动，成为食积。轻则腹胀，呃逆，重则恶心呕吐，腹泻。

　　看到小宝贝出现这种情况，大人慌了，手忙脚乱地抱去医院，在把小家伙整出一身大汗后挂上了吊瓶。或者，自以为聪明，找点 PPA、土霉素，急匆匆给孩子喂进去。

　　唉，这是一错连着二错啊。小儿在饮食过饱之后，出现恶心呕吐，腹胀腹泻，是他（她）自己的一种自我保护啊。你想，吃多了，胃里胀得慌，吐出来，拉出来，不就好了嘛。但是，让你吊瓶一挂，土霉素、PPA 一吃，是不拉了，可是，把排出病邪的门给堵起来，于是，小儿的腹胀会持续好久，并且，会好久不思饮食。日久天长，小儿会变得面黄肌瘦，毛发焦枯，吃什么拉什么，甚至还会演化为疳证，肚子膨大，四肢消瘦，严重影响其生长发育。

2015 年 6 月 9 日

微中医 **95**

小/儿/腹/泻（2）

所以，小儿有腹泻的情况后，一定不要慌，不要急，先弄清楚是什么原因导致的腹泻。如果是吃多了，最好的办法是饿他几顿，让他把吃进去的、过多的食物排泄出来，让他的脾胃有个休息的机会。而不是急着去挂吊瓶，吃消炎药，不要担心会饿坏孩子，不会的。

如果小儿腹泻的时间太长，那就是脾虚型小儿腹泻，应该适当给予治疗。还是先推荐小儿推拿，捏脊是最好的健脾方法，外加揉足三里穴 5 分钟。中成药有养儿醒脾颗粒、补中益气丸、参苓白术散、王氏保赤丸等。

小儿腹泻还有一种情况，就是小儿的大便是绿色的，这个多与惊吓有关。小儿神气怯弱，易受惊吓，有时候，大人较重的咳嗽都能吓孩子一跳。受到惊吓的小儿往往睡眠不安，时有轻微的抽动，鼻洼、山根（鼻子上端，两眼中间）及唇周色青，或有紫色血管脉络，指纹青紫，可达气关（手指第二节）；大便稀，带绿色或纯绿色。治疗宜疏肝镇静，健脾止泻，王氏保赤丸就不错。适宜的中药有柴胡、炒白术、茯苓、钩藤、炒白芍、山药、薏苡仁等。当然，推拿也是必需的。

2015 年 6 月 10 日

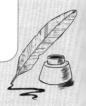

微中医 96

小 / 儿 / 厌 / 食

常常有年轻的父母说小宝贝是如何地不想吃饭，和小儿腹泻一样，这也是大人惯出来的毛病。

许多年轻父母或爷爷奶奶们，唯恐宝贝吃不饱，左劝右劝，看着电视，读着书，讲着故事，就是为了让孩子多吃一口饭。如果孩子不听话，就摆出严厉的面孔，吓唬孩子。

大人们啊，替孩子们想一想吧，在这样的情况下，如何咽得下饭去？或心不在焉，或心中不快，或心中战栗。脾气不舒，肝气不展，怎么会有好的食欲？

这种情况下，我总结了四个"不"：不看，不管，不问，不吓唬。给孩子一个宽松的环境，愉悦的心情，她（他）肚子饿了，自然会乐意吃饭的。

长期的小儿厌食，会导致营养不良。有些小儿脾胃虚弱，四个"不"也无效的时候，还是要及时治疗的。还是先推荐捏脊，揉足三里，坚持做下去，会有好的效果的。

健胃消食片、保和丸、王氏保赤丸等成药，也有一定的效果。中药也是以健脾为主，药物有：黄芪、党参、白术、黄芩、焦三仙、莱菔子等。小儿脏气脆弱，久受脾虚之苦，用药也不宜过重，否则只会加重脾胃的负担，适得其反。所以，用药宜轻，缓剂久图。

2015 年 6 月 11 日

微中医 *97*

小/儿/多/动/症

　　还记得十多年前我看过一例小儿多动症，当时那小家伙七八岁，典型的多动，来门诊也不住地到处走，到处摸索，并且还不时地挤眼，耸鼻，颈部向一侧抽动。经过约三个月的治疗，孩子没有再来门诊，后来在大街上遇到他的妈妈，说孩子好了，当兵去了，在部队表现很好。

　　以后我陆续地看过一些类似病例，只要坚持治疗，都有不错的效果。

　　小儿多动，中医辨证是属风证。肝主风，所以是以肝为主的，这类孩子大多有受惊吓的病史，或猝遇惊恐，或父母不和，吵闹惊吓到孩子，或发热后调理失宜，导致肝气不舒，风气内动。治疗以疏肝息风、调和气血为主。药用柴胡、白芍、当归、茯苓、防风、合欢皮、白术、葛根、蝉蜕、甘草。

　　合欢皮主疏肝安神，在抑郁症、失眠证、小儿多动症中多有应用，药性平和，但药效显著。

　　葛根走阳明，阳明主四肢肌肉，清上泻下，升清降浊，舒筋缓急，是治疗筋肉拘急不舒的常用药物，在小儿多动症中应用，有很好的效果。

　　蝉蜕入肝经，主息风解痉，小儿急慢惊风多有应用。在小儿多动症中，用之有疏肝缓急、息风止痉的作用，也是不可或缺的。

2015 年 6 月 12 日

微中医 *98*

夏／日／护／胃（1）

　　这几天门诊上肠胃不好的人多起来了。我刚刚接了个电话，一位老朋友患了慢性结肠炎，自春至夏初，用中药调理，恢复得不错，停药一月。前天，吃了块甜瓜，大便又稀了，幸好过了一天自己好了。

　　我在电话里告诉他，这就不错，身体的自我修复能力起作用，能自己调整过来，以后一定要好好注意。

　　现在肠胃患病的人，大多是平素肠胃功能就不好。夏天阳气在外，体内相对虚寒。所以，稍有寒冷饮食，加于虚寒之脾胃，脾胃承受不了，那对不起，只好快速排泄出来，这就是拉肚子。拉几次肚子能自我恢复过来，是身体正气尚强，自我修复能力好。如果食用生冷过多，或脾胃虚寒过重，自己不能修复，那就需要再吃药。

　　夏日里脾胃这种状态，就需要我们好好护惜。第一，吃饭要定时定量，让脾胃有规律地作息。第二，慎食生冷。这个季节是各类瓜果最多的时候，不论寒性温性，都是生食，不易消化，尤其在冰箱储存的瓜果，取出后一定要待其和外界温度相同时再吃。第三，不可贪图口福，吃起来没个节制。无论你脾胃功能多么强大，如果不节制，没有吃不坏的。第四，无论吃什么，都要细嚼慢咽。嚼细了再咽下去，这样会减轻脾胃负担，并且食物在口腔充分咀嚼后，温度和口腔一致，下去是个热乎的，脾胃容易承受。

2015 年 6 月 14 日

微中医 *99*

小/儿/手/足/口/病

近日小儿手足口病常见。多是先有发热，继而口唇周围生水疱，进一步，咽部、手足以及臀部也生水疱。

这是一种湿温邪毒，具有传染性，多见于夏秋季节，好发于素日体质差而有脾胃郁热的小儿。湿温邪毒自口鼻而入，直入肺、胃二经，引动内热，邪热循经外出，发于口唇及咽喉、皮肤。本病实属一种常见病，病程大多一周左右，但有的父母很是紧张，滥用药物，反而不好。

中医治疗小儿手足口病，有很好的效果，我在门诊治疗的小儿，大多在 3 ～ 5 天痊愈。用药主要有荆芥、苍术、薏苡仁、黄柏、黄芩、葛根、桔梗、杏仁、牡丹皮。发热加柴胡、生石膏；大便干结加生大黄；咳嗽加白前、桑白皮。

小儿患病期间的饮食务必清淡。蛋、奶、鱼、肉、海鲜及辛辣食物都不宜食用，吃饭宜少不宜多，饿几顿没问题的，只要不缺水。

2015 年 6 月 16 日

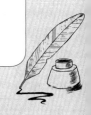

微中医 **100**

夏/日/护/胃（2）

第 98 期说夏日护胃，第 99 期因看了几个小儿手足口病，所以，写成了手足口病。这一期接着说夏日护胃。

前面几次提到，夏日阳气在外，脾胃偏于虚寒，所以，夏日一定不能过于贪冷食凉，否则会损伤我们的脾胃。夏天，家中一定要常备藿香正气水、丸或胶囊，这是在夏天温胃、和中、止呕的良药。对于各种饮食生冷或感受风寒引起的发热、恶心、呕吐、腹痛等胃肠型感冒，都有良效。

夏日脾胃虚寒，寒热互不相容，容易出现郁热上冲，发生口疮、牙痛等上火的现象。许多人这时候多是自选黄连上清丸、清胃黄连丸这类药物，岂不知，这类药物性质苦寒，虽能清在上的火，但亦可伤在中的胃，本为虚寒，再加苦寒，脾胃阳气最易受损，至秋易发腹泻。如果确实上火，在服用这类药的同时，也应适当与少量藿香正气水或香砂养胃丸一类药同服。

夏日养胃护胃，最好的方法是什么？就是俗谚"冬吃萝卜夏吃姜，不用医生开药方"里所说的生姜了。姜性辛温，能温胃和中，降逆止呕，是夏日里养胃护胃的良药，可以每餐适当少量食用，使胃中调和舒适。如果从此大家都能不生病，不来找医生开方看病，我们失业了也罢。

《微中医》100 期了，有小诗一首以自贺：

孜孜汲汲微中医，战战兢兢一百期。

幸得诸友多嘉赞，灯下甘苦我自知。

2015 年 6 月 18 日

微中医 *101*

小 / 儿 / 惊 / 风

小儿惊风，是指小儿手足抽搐、神志不清的一类病症。分急惊风和慢惊风两大类。

慢惊风多见于小儿先天不足，或后天失养，脾胃虚弱，肝气有余，手足的抽搐不剧烈，现在较为少见。

多见的是急惊风。发病时多见小儿突然发生四肢抽搐，双目上视，角弓反张，大多是高热引起。小儿脾常不足，肝常有余，高热时邪热炽盛，热盛动风，风气引动肝风，而发痉挛抽搐，角弓反张。

这是一种让大人非常紧张的现象，多数会把小儿马上送医院，或打120急救电话。其实，高热引发的抽搐不同于癫痫、脑炎等引起的抽搐，其症状往往是短暂的，发作过后没有不良的后遗症，所以，在发现小儿有抽搐现象时，切莫惊慌，送医院是有必要的，在送医院的途中或等待时，可以迅速用拇指掐揉人中、合谷，同时轻揉四肢，不要用力掰扯，多数会很快缓解。

小儿惊风多数会有反复性，一次感冒发热抽搐，下次可能还会抽搐。所以，早期预防是十分必要的。家中有易发急惊风的小儿，可备小儿回春丹、琥珀安神丸或王氏保赤丸等中成药，在小儿发热时，先于急惊风发作时服用，可防止急惊风的发作。

中药常用葛根、柴胡、生石膏、金银花、黄芩、蝉蜕、僵蚕、钩藤、白芍、甘草。对于有过急惊风的患儿，也可以早期应用，使体温不至过高而引发惊风。

2015 年 6 月 19 日 22：06：24

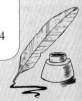

微中医 *102*

端／午／说／粽

这几天大家都在吃粽子，今天门诊上来了几位患者也说到粽子，原因是吃粽子伤着了。

粽子，传说是屈原投江后大家为了不让鱼儿吃了他的身体，故而用树叶或苇叶包了米饭丢到江里喂鱼的，后来演化为一种美食。其实，我感觉可能粽子的历史比这还要早，你想啊，古时候没有锅啊，只好用树叶包裹米，在火上烧熟了吃，然后慢慢成为一种食物的。

这是我的杜撰，当不得真的。不管什么来历，粽子都是用苇叶或某种树叶包了糯米（黄、白的黏米），有加大枣、花生，还有加肥肉末等，煮熟后食用。糯米性寒质黏，特别不易消化，所以让粽子伤到的人，都是吃得过多了。

况且，大枣、花生虽性温，但糯米性寒，夏日人脾胃虚寒，因此素日脾胃虚寒的人是不宜多食的。一是寒性伤胃，二是质黏不易消化也伤胃。所以粽子虽好，但不宜多食。

不只是粽子，还有过年常吃的年糕、元宵节吃的元宵，也都是糯米做成的，也是不易消化，不宜多食的。

我常常告诫胃不好的患者，在吃这类食物前最好吃一块馒头，有这块馒头垫底，吃的时候不会太多太急。馒头是发面的，富含酵母，有助消化，这样的吃法，就不容易伤到胃。

对了，还有水饺，虽是面粉，但却是没有发酵的"死面"，也是不容易消化的食品，多食也会伤胃的。

微中医 *103*

饱/食/为/百/病/之/源（1）

民以食为天，没有食物，我们的生命活动就没有后天水谷精微的供养，也就没有了各种的生命活动。但是当饮食活动不仅仅是为了生命活动而成为一种欲望的时候，人们便控制不住了，一个"吃"字，形成了一个浩如烟海的文化。

于是，"吃"便成为人们生活中的主要内容。如果仅仅是为了享受美味，为了味蕾的满足，那么这还不要紧，要紧的是，美味给味蕾带来的满足感引诱人们舍不得放下手中的碗筷，即使胃中已满，也还是不住地向嘴里塞各种食物，直到胃再也容不下一点点食物，人们才恋恋不舍地离开餐桌。

这就是饱食。大家知道吗？当你打着饱嗝，抚着饱胀的肚子志满意得的时候，我们的胃在承受着多么大的痛苦吗？它将你囫囵吞枣咽下去的食物，用自己一波一波的蠕动，研成食糜，然后将这些食糜送入小肠。如果是六七成饱的饮食，那对于胃来说是小菜一碟。可是，如果是十成或十二成饱的饮食，那就是胃的灾难了。

2015 年 6 月 23 日 21：52：26

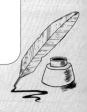

微中医 *104*

饱/食/为/百/病/之/源（2）

今天在《读者》上看到一则笑话，小两口去吃自助餐，女的不停吃了两个小时，临走的时候对她老公说："吃了这些还能站起来，是不是还有些亏了？唉，这个自助餐能让人带些回去该有多好！"我不知道她能有个什么样的胃？吃到这个状态，如果她是一个肉质的胃，那么应该会有腹胀腹痛，甚至恶心、呕吐、腹泻伴随她一个晚上甚至是一两天。

这是饱食给身体带来的最严重的损伤——脾胃的损伤。《黄帝内经》上说"饮食自倍，脾胃乃伤"，就是这个意思。比如一个年轻人，能挑一百斤的担子，强加给他二百斤，他也能挑起来，也能走路，但是，放下担子后是不能马上恢复体力的。如果体质强壮，可能经过适当的休息，会完全恢复过来，但也有的会在相当长的时间内身体不适，甚至会有终身的病痛。

饱食对人的伤害也是这样的，胃功能强的人，偶然几次饱食，不会有大的问题；但一些脾胃功能平素不强的人，偶然的一次饱食后，就会有长时间的不适，甚至是终身的伤害。

饱食给脾胃的伤害是深远的，长期的饱食，给人带来的麻烦是很多的，我说"饱食为百病之源"，不是信口胡说的啊！

2015 年 6 月 24 日 21：24：51

微中医 *105*

饱/食/为/百/病/之/源（3）

上面说到的是饱食给胃本身的伤害，这个伤害多是机械的、物理的，更重要的是对脾胃功能的伤害。

脾胃的主要生理功能是运化水谷精微，化生为气血，布散全身，濡养全身。所以，脾胃为"气血生化之源，后天之本"。如果脾胃受损，不能很好地运化水谷精微，也就不能很好地地化生气血，气血的源头枯竭，则全身失于濡养，无法完成各种生理活动，那么我们这个后天的血肉之躯也就完结了。

具体说来，气血不足，心血就不足，心血不足则心神不安，出现失眠、多梦、健忘；气血不足，肺气虚弱，就有乏力、胸闷、胸痛，容易感冒，多汗；气血不足，肝血亏乏，则见烦躁、易怒，毛发爪甲焦枯，月经色黑量少；气血不足，肾精得不到后天精微充养而不足，则出现性欲淡漠，不孕不育，毛发脱落，腰膝酸软。

这是分开来说，事实上，因为饱食而损伤脾胃，脾胃受伤，气血不足而出现的问题是全身的综合问题，只是某一个脏腑表现得较明显罢了。

2015 年 6 月 25 日 21：15：04

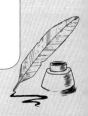

微中医 *106*

饱/食/为/百/病/之/源（4）

饱食损伤脾胃，气血生化不足，导致全身气血虚弱，这是饱食的危害中属虚的部分。其实，饱食后产生的危害中最多见的还是属实的部分。

胃在我们身体的中间位置，体内经络的运行，气血的流通，脏腑的相互协调和制约，都必须依赖胃的调和。胃为饱食所伤，人体的中间部分瘀堵不通，上下阻隔，气机郁闭，那么这个身体的麻烦就多了。然后，长期饱食，脾胃运化不动，加上这个中间的瘀堵，吃下的水谷不能化生精微，反而成为水、湿、痰、瘀，这些由饱食而产生的病邪停留体内，于是：

高血压有了。体内邪气瘀滞，气机不通，血脉为痰湿郁阻，血气不能流通或流通不畅，脉道为邪气所充斥，于是，血压升高。

高血脂有了。其实我们每天生理需要的食物能量是很少的，但饮食成为了一种欲望，于是，吃啊吃啊，吃个不休。多余的食物化为脂肪在体内蓄留，成了高血脂。

高血糖有了。糖尿病的形成原因复杂，但过度饮食是重要原因。过度饮食损伤脾胃，使脾胃对糖的运化乏力，吃多了，血糖高；吃少了，低血糖，心慌，哆嗦。

这"三高"是最常见的。

2015 年 6 月 28 日 21：24：52

微中医 *107*

饱/食/为/百/病/之/源（5）

除了三高，饱食还有可能给人带来的是大家都为之色变的癌症。

癌症就是恶性肿瘤，顾名思义，是身体某处生长了一个或几个肿起的瘤子。这些瘤子，恶性的是癌症，良性的称为良性肿瘤。癌症，现在除了部分早期的可以通过手术完全治愈外，其他的还是个世界难题，大部分还无法用内科的治疗方法治愈。

癌症的形成是一个极为复杂的过程，除了精神、情绪、性格、环境等因素外，最重要的就是饮食。饮食因素不仅包括长期食用霉烂变质以及各种有毒不洁食物，还包括长期饱食，这是个很重要的因素。

上面说过，长期饱食损伤脾胃，脾胃不能化生水谷精微，摄入的食物反而转化为水、湿、痰、瘀，这些病邪在体内郁积日久，凝聚成瘤，就是肿瘤了。这些肿瘤又长期在体内存留生长，日久化为癌毒。

癌毒是种邪热毒气，是在长期瘀滞的情况下化生而成。大家可能会有过这样的经历，或见过这样的情况：家里的剩饭在锅里放久了，打开一看，除了腐烂变质外，还有一种恶臭味。不只是剩饭，就是衣物在柜里放久了，都有种霉烂的气味，太久了，甚至会烂掉的。大家想想，我们的身体内水湿痰瘀郁积久了，能不癌变吗？

2015 年 6 月 29 日 21：08：07

微中医 *108*

饱食为百病之源（6）

长期饱食还是心脏杀手。相当一部分的急性心肌梗死患者都是发生在饱食之后。

这里的原因主要有两个，一是上面说到的，饱食后中焦瘀堵，上下气机不通，心气（火）不能下降，肾水不能上升，心肾不交，心火得不到肾水滋养，独亢于上，心脉为火邪燔灼而痹阻，发生心肌梗死；二是长期饱食，水湿痰瘀痹阻心脉，饱食后气机不畅，无力推动气机运行，心脉痹阻加重而梗死。

长期饱食对心脏的影响是多方面的，早期是因为气机不畅，水湿痰瘀的瘀堵而使血压升高，高血压又对心脏形成长期过重的负担，然后就是上面说到的情况。这些因素是互为因果，互相影响的，一般有个长期的代偿过程。所以，饱食的朋友们、身体肥胖的朋友们，在医生劝你节食、减肥的时候，你一定要把医生的苦口良言听进去，尽早节食，尽早减肥，这可能会给你带来巨大的、重要的，甚至是关乎你一生的益处。因为在我们的生命中，有些事是无法倒回去重新来过的，比如急性心肌梗死。

2015 年 6 月 30 日 21：17：15

微中医 *109*

饱/食/为/百/病/之/源（7）

长期饱食还是我们可爱大脑的杀手。老年痴呆，又是一个与长期饱食有密切关联的疾病。

老年痴呆的患者，记忆力减退或消失，精神抑郁，表情呆滞，喜怒无常，丢三落四，等等。中医说"脑为髓海"，又说"怪病多由痰作祟"。老年痴呆的形成，多是由于痰邪郁阻脑窍，肾精不能上承濡养髓海，日久髓海空虚而失忆、无神。

这还是饱食惹的祸。长期饱食，水湿痰瘀凝结，上冲脑窍，发生老年痴呆。

在门诊上，我曾成百上千次劝胖人减肥，许多人能很好地理解，但也有许多人不理解，多少年的饱食习惯，让他（她）们的脾胃只能消化当前食物，而无力去运化多余的水湿痰瘀，宁多吃半碗，不少吃一口。

尽管如此，我还是尽力劝他（她）们看看自己的身边。几乎每个人的身边都有这样现成的例子：同龄的胖老头（婆）和同龄的瘦老头（婆）相比较，二者的精力、体力差别是很大的。可是为什么这么多活生生的例子在眼前，他（她）们却看不到或不愿意去看呢？难道真的要等到"患及祸至，而方震栗"？岂不知，到那时，悔之晚矣！

2015 年 7 月 1 日 20 : 16 : 43

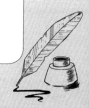

微中医 *110*

老/年/便/秘

　　老年便秘的原因多是脾胃虚弱，或阳气虚衰，推动无力，大便瘀滞肠道；或因年高阴液不足，肠道干涸，大便运行艰涩，这叫"无水行舟"，河里水浅或无水，船漂不起来。

　　脾胃虚弱或阳气虚衰的患者，以健脾温阳为主。肉苁蓉是味好药，既能温补肾阳，又可润肠通便，可用至 30～60g；白术健脾益气，生用有润肠通便的作用，也须大量使用，可用至 60g；当归温补，也有润肠通便的作用，也须用至 30g。

　　如果是阴液不足，肠道干涸的患者，上方加生地黄 30g，炒紫苏子 30g，火麻仁 30g。

　　习惯性便秘的患者，可在每天晨起后饮一杯蜂蜜醋水，也有很好的润肠作用。

　　有许多老年便秘的人喜欢用番泻叶或生大黄泡水喝，但这种方法不宜久用。这两种药都有很好的泻下作用，见效虽快，但性质寒凉，若久服会更加损伤脾胃阳气，大便更不易排出。

2015 年 7 月 3 日 21：44：09

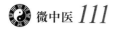 微中医 *111*

老/年/痴/呆/症

　　老年痴呆症的成因上面说过不少，这里不再絮叨。我想说的是——老年痴呆症用中药治疗有肯定的疗效，从滋阴补肾、益气健脾、活血化瘀、化痰开窍、安神定志这些方面去治疗，能够有效阻止病情进展，对于早期的患者则有治愈的希望。

　　前几天在《读者》上看到一篇文章，大意是一个年轻人的悔恨，说几年来看到老父亲的一些变化，如健忘、吃饭掉筷子、睡不着觉等等，他以为这都是老年人的正常状态，而没有及时去医院就诊，直到发现老人病情严重，才去医院，但已经太晚。有鉴于此，请年轻人们多注意自己父母的一些异常变化，即使他们平素身体很健康，也应该经常带他们去医院查查体，有许多疾病早期发现，会有很好的治疗机会，更会有很好的治疗效果。事实上，这种早期治疗，受益最大的还是子女们。

　　这篇文章的结尾是这样说的：昔日高大强势的父母们，在孩子们成人后，自己在精神上渐渐变得弱小了，正慢慢向孩子们依偎过来。年轻人，敞开你们的胸怀，允许老人们的依偎吧，一如我们孩提时对父母的依偎……

2015 年 7 月 5 日 21：22：16

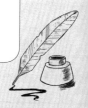

微中医 *112*

前／列／腺／肥／大

前列腺肥大是老年男性独有的一种疾病，以小便不畅、滴沥不尽、尿频为主要症状，严重的可以小便不通。

在中医看来，这是年老肾气虚弱不能蒸腾水液，无力推动尿液排出所致。前列腺虽为男性独有，但年老肾虚则是不论男女的。在门诊中经常有老年女性诉说小便频，甚至遗尿。所以肾虚是根本。

中医用温补肾阳、软坚散结、活血化瘀的方法治疗前列腺肥大以及尿频、遗尿，并且有肯定的效果。常用药物有熟附子、肉桂、熟地黄、杜仲、续断、淫羊藿、益智仁、覆盆子、当归、红花、生牡蛎、夏枯草等，具体应用，还是以辨证为主。

六味地黄丸和金匮肾气丸是补肾的良药，常服有很好的作用，二药一者补肾阴，一者补肾阳。我在临床常根据患者情况不同，混合应用，上午阳气生发，重用金匮肾气丸；晚上阴气内藏，重用六味地黄丸。

家父健在时从一本医书上看到一个补肾固尿的方法，并将其说与我听，当时我有意无意间记下了，数十年照着做下来。今天我因为一点事做了个 B 超，特意看了看前列腺，这个年龄了，没有一点肥大迹象，这应该是得益于家父当年的教诲吧！具体的方法是：每次小便时舌抵上颚，闭嘴，轻轻咬住牙齿，小便后再轻轻松开。很简单哈，大家不妨一试，不论男女。

还有一法——提肛缩阴。就是闲了无事时，提肛缩阴，坚持几秒或十几秒，慢慢放下，每天几次，久练亦有固肾缩尿的作用，还可通便化痔，也不妨一试。

2015 年 7 月 6 日 21：20：34

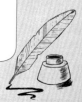

微中医 *113*

桃

夏天里，各类桃下树上市了。先是油桃，然后是大蜜桃、猕猴桃、青州的小蜜桃，陆陆续续的，让我们应接不暇。

《本草纲目》说："桃实，味辛，酸，甘，性温。做脯食，益颜色。肺之果，肺病宜食之。多食令人有热。"

桃，作为夏秋最常见的水果，多数人喜欢吃。俗语说："桃养人，杏伤人"，适当食用桃，有健脾益肺、化痰止咳、消食导滞的作用。但因为其性温，吃多了真的会让人上火。

桃全身都可入药。桃仁是最常用的活血化瘀药；桃奴（干燥后未成熟的桃）与熟桃相反，具收敛之性，有止血、止痢、止汗的作用；桃胶（桃树上的树脂）能治石淋、糖尿病。

桃叶是大家最熟悉的，秋后采摘，洗净晒干，加黄芪、白术、三棱、莪术、炮穿山甲片、鸡内金等，熬成桃叶膏。它既可治疗小儿疳积，又可用于成人慢性胃炎、慢性肝病。

桃枝有活血的作用，一般跌打扭伤，在肿消后，伤处疼痛，可用桃枝、柳枝、蒜把子（大蒜的茎叶，鲜、干均可）、桑枝、花椒枝等煎水烫洗，取枝条类的条达顺畅之性，能舒筋活络、散瘀止痛（民间习用的五条汤，基本就是这几种枝条）。

2015 年 7 月 7 日 21：29：14

微中医 *114*

小／暑

　　昨天小暑，太阳黄经 105°，在我国北方，天气进入炎热暑期。

　　暑为六气之一，为长夏主气。当暑气太过或不及则为六淫之一——暑邪。暑邪多见于夏日，其性为阳邪，最善开泄，伤人津液。

　　我们在夏天，身体最显著的表现就是出汗。这个出汗就是暑气的作用。暑气炎热，出汗是为了散热。汗为人体津液化生，所以汗出多了，自然身体内水分就少了，这就是暑邪伤人津液的缘由。

　　人生自然之中，当寒则寒，当热则热。适当的寒热可以使我们的身体对寒热有适应能力。当然，寒热都不可过，过则伤人。现在的人们入夏即开空调，室内凉风习习，汗是出少了，但室内室外温差过大，反而会让人肌腠毛窍开阖失度，易受邪气侵袭。所以空调不可开过早，温度不可调过低。

　　暑邪伤阴，酸梅汤、绿豆汤、茶汤等都可清热解暑，可随时饮用。但不宜过多饮用冷饮，如冰镇啤酒、冰糕雪糕等，因为夏天阳气在表，体内反而相对虚寒，所以过于寒凉的饮食会伤害脾胃阳气。

　　暑期锻炼，宜在早晚温度不是很高时进行，运动量不宜过大，汗出不可过多，运动后应及时补充水分。

2015 年 7 月 8 日 21：53：41

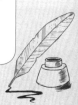

微中医 *115*

西瓜

西瓜皮翠瓤红，富含汁液，味甘，性寒，入心、胃、膀胱经。首载西瓜入药的是元朝的吴瑞，他写的《日用本草》。

西瓜为什么叫西瓜？明·徐光启《农政全书》中说："西瓜，种出西域，故之名。"李时珍在《本草纲目》中也说："胡娇于回纥得瓜种，故名西瓜"。这些解释大约是不错的了，西瓜最早传自西域（非洲），于五代时进入中国。但近来有些考古发现在几千年前的古墓中发现西瓜种，这说明西瓜或许产于我国。

这些问题留给考古学家们去动脑子吧，我们只是动动嘴——吃。西瓜能清热解暑，止渴利尿。在这个炎热的暑天里，切一个冷水浸透的西瓜是最惬意的事了。尤其是在感受暑热烦渴难耐、小便赤涩，甚至发热烦躁的时候，将一个大西瓜切开，撒上一点冰糖，吃西瓜瓤，喝西瓜汁，一会儿的工夫就热消烦除，通体清爽了。所以西瓜又有"天生白虎汤"的美誉（白虎汤是中医治疗夏日暑热的名方）。

我们吃西瓜，大多是吃瓤弃皮，这实在是太可惜了一个宝贝——西瓜皮。不要小看西瓜皮，在《本草纲目》中称之为西瓜翠衣，其利尿降压作用强于西瓜瓤。将吃剩的西瓜皮削去硬皮，切了拌点糖，也是一个不错的消暑凉菜。

2015 年 7 月 12 日 21：11：28

微中医 *116*

入/伏

今天入伏，也称初伏、头伏，是一年中最热的开始，是今年入夏以来最热的一天。

这个"伏"也是有来历的，古人在总结了他们那时候的气候经验之后，觉得应该设个"伏"以标识这一年中最热的一段时间，于是有了"伏"。

为什么叫"伏"不叫"趴""倒"或"卧"什么的呢？看起来都是一个意思啊。

我们看啊，这个"伏"是弯腰、潜伏、伏匿，是人如狗弯腰一样，是含有一种主动意蕴的，而其他的则是一种被动的感觉。这个"伏"是与冬天的"藏"相对应的。冬日寒冷，阳气内敛，要"藏"，使阳气不被阴寒所伤。而在夏天天气最热的时候，阳气炽张发越，则会散发无度而耗伤，所以到了这个最热的时候，要仿照冬日的"闭藏"，使我们的阳气"沉伏""伏匿"下来，不要过于散发，以免伤损。

这就是"伏"的本意了。话说至此，在伏天里该如何去做，不必多说了吧？

2015 年 7 月 13 日 21：13：34

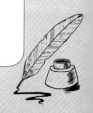

微中医 *117*

马／齿／苋

马齿苋在我们这里夏秋时节是随处可见的，只要你在野外，视力所及，必有它的踪影。肥肥的叶，肥肥的梗，细碎的小黄花，缠缠绵绵，一棵就能铺满一大片。

马齿苋出自《神农本草经集注》，味酸，性寒，黏腻多汁，入胃、肝、大肠经，有清热利湿、清肝明目、凉血解毒的功效，可用于治疗急性胃肠炎、急性细菌性痢疾、急性阑尾炎、淋病、妇女带下、大便带血、痔疮出血，还可用于治疗多种皮肤的急性感染性疾病。

食用方法多是水煎服或是入汤剂中与其他药合用。如果是不严重的肠炎、痢疾，可单用马齿苋一味水煎后取汁，不拘多少，随时饮用，煎后的熟马齿苋可加入大蒜泥拌食；皮肤病可用马齿苋洗净捣如泥状外敷。

马齿苋又称五行草，因为它叶青、梗赤、根白、花黄、籽黑，一物而五色俱备。在民间又称为长寿菜、长命菜，虽是常见之物，却是益人宝贝。

如果你在野外遇到它，即使没有什么病痛，也不要错失相遇良机，适当采些回家，开水烫过，拌上蒜泥、麻汁，可是一道极好的凉菜哦！

2015 年 7 月 14 日 21：43：42

微中医 *118*

韭

　　韭菜是大家最熟悉的蔬菜之一，因为它有温补壮阳的作用，又称为草钟乳、起阳菜；又因为它种一次就可多次收割，也称懒人菜；还因为它富含植物纤维，食后有很好的通便作用，也被称为洗肠草。

　　韭菜味辛，微酸，性温，涩，有补肾壮阳、健脾开胃、止汗固涩的功效。现在少见直接以韭菜入药的，只有韭菜的种子常常作为补阳固精的药物使用。因为它是种常见蔬菜，有温补作用，所以素日脾肾阳气虚弱、食欲不振、腰膝酸软、小便频数、遗尿、早泄的人可以经常食用，有补益作用。

　　韭菜春天最鲜。南宋时有位叫林洪的人写了本食谱叫《山家清供》。这里边记载：六朝时周颙少时家贫，常以蔬菜果腹。文惠太子问他："蔬菜何味最胜？"他回答说："春初早韭，秋末晚菘。"可见早春的韭菜味道之美。

　　韭菜到了六月气味变臭，则不宜多食，多食能使人神志昏蒙。民间说："六月烂韭菜"也是这个意思，六月的韭菜气味不佳，不宜多食，尤其是胃不好的人，常在六月吃了韭菜犯了胃病。

　　2015 年 7 月 16 日 21：33：20

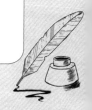

微中医 *119*

竹

　　梅兰竹菊是花中四君子，松竹梅为岁寒三友。竹，在中国人的生活中无处不见无处不在。我们小小"微中医"说不了那么多，只说竹一身都是药。

　　竹叶，味甘淡，性寒，入心、胃经，清热除烦，利尿。凡是因心胃火热而出现口疮、口干、烦躁、失眠、牙痛、咽痛、小便热痛、小儿发热、惊风时，都可单用或入煎剂应用。

　　竹沥，是鲜竹子用火烤出来的汁液，能清热化痰、息风止痉，主治小儿高热、咳嗽、痰多、惊风。药店出售的"祛痰灵"的主要成分就是竹沥。

　　竹茹，是竹子去了外层青皮后的中间层，以刀刮成絮状，能清热止呕，治胃热呕吐，还可治肺热咳嗽。

　　天竺黄，为竹被蜂、虫咬伤后在伤口处形成的块状物，能清热化痰、凉心定惊，治小儿热惊风效果甚好。

　　我们许多家庭中都喜植竹子，在欣赏它青翠的叶、挺拔的茎、婀娜的姿、高雅的情操的同时，不要忘了它还是一味良药哦！当你生口疮、牙痛、咽痛或夏日烦热不已的时候，剪下一把竹子，剪去或用火烧去枯尖，加点绿豆，煮十几分钟，温服凉饮，会给你一些惊喜的。

2015 年 7 月 17 日 21：37：15

微中医 **120**

绿 / 豆

　　绿豆，大家是再熟悉不过了。每到夏天，家家都在熬绿豆汤，一勺绿豆，几瓢水，细火慢慢熬到绿豆开花，放冷了，舀一碗，红褐色的绿豆汤甜而不腻，清爽可口，解渴，祛暑，清热，除烦，那是无可比拟的。

　　绿豆还是一味很好的解毒药。无论是误食毒物、食物中毒，还是不慎服用附子、砒霜、巴豆以及各种农药，在来不及送医院时，可立即取绿豆煎汤，条件许可的话加生甘草30g同煎，开锅即可少量饮用，边熬边喝，也可以用绿豆汤催吐，吐后再喝，直至中毒症状明显好转，或送医院继续治疗。

　　此外，各种蚊虫、毒蛇、蜂蝎咬伤或刺伤时，可立即用生绿豆少量，在口中嚼细，敷在伤口，它有很好的消肿止痛作用。如果有全身症状，也可立即煮水喝汤，同样有解毒作用。

　　夏日里，自己也可以动手做绿豆糕。它也是很不错的消暑食品，方法很多，各位自己上网查查呗。

2015 年 7 月 20 日 21：19：33

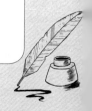

微中医 *121*

芝／麻

芝麻,《神农本草经》将其列为上品,说它"味甘,性平。主伤中虚羸,补五内,益气力,长肌肉,填脑髓,久服轻身不老"。这是本经原文,事实上历代医家对芝麻也都是推崇备至的,以其性质平和柔润、补肝肾、益精血、固齿乌发,还可润肠通便,久服无积热成燥之弊,为食疗佳品,所以称之为八谷之首。

芝麻有白黑之分,服食补益多用黑芝麻。取黑芝麻洗净晾干,下锅微火炒熟,每日空腹嚼食,虽三五日或三五月无显著效果,但三五年或十几年坚持下去,服食黑芝麻者和不服食者必会有明显不同,其补肾固齿乌发的功效是确实无疑的。

芝麻油,也就是香油,是我们厨中必备调味品,又是一种常用的治病良药。

润肠通便:老年便秘,每日用香油适量,加蜂蜜适量,开水冲调,空腹喝下,既可润肠,又能补虚。

肺虚久咳:年老肺气虚弱,久咳不已,或小儿感冒后干咳日久,可以取香油适量开水冲服,或用香油煎鸡蛋食用,有润肺止咳的作用。

水火伤:不慎为水火烧烫伤,速用冷水浸透伤处,然后涂以香油,能清热止痛,不留疤痕。

口疮:以香油涂患处,能去腐生新,止痛。

2015 年 7 月 22 日 22:05:23

微中医 *122*

大/暑/中/伏

今天大暑，又是中伏，是一年中最热的一段时间，今年中伏二十天，所以暑热可能持续的时间长一些。

这些日子，几场雨下来，在高温的蒸灼中，天气是又湿又热，真是实实在在的桑拿天，热、闷、湿，确是不舒服极了。但在大自然中，如果没有这湿热的熏蒸，万物的生长便不会茂盛茁壮，秋天的果实也就不会丰满。忍忍吧，这个世界不是人类自己的。

我们可以想法减轻这个湿热带给我们的不适感。绿豆、红小豆、黑豆、薏苡仁各适量，煮水喝汤，这个汤色泽红褐、汤汁浓重、味道甜而不腻，是祛暑解渴的最佳暑日饮品。

还可以用苍术 12g，黄柏 5g，薏苡仁 20g 煮水代茶饮，这是三妙汤啊！如果感到身体困重、头目不清、关节酸痛，这方子是个不错的选择。

大自然中阴阳二气的交争从未停止过，自夏至一阴生，阴寒之气便不满阳气的独霸天下，开始奋力抗争了，这几日的阴雨绵绵便是两者抗争的表现。虽然阴气依然是弱者，但弱者终会强大起来，至秋分阴阳平均，然后阴气渐重，阳气日衰，漫天飞雪的冬天就来到了。

2015 年 7 月 23 日 21：16：09

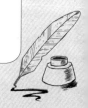

微中医 *123*

说／"湿"

"湿"为六气之一，风寒暑湿燥火是自然界的六种气候变化，又根据不同的季节而有不同的偏重，这就是春风、夏火、长夏湿、秋燥、冬寒。说到这六气，不是说春天只有风，夏天只有火，而是说各季之气有所偏重，或者叫主气。一年四季何时无风？又何时无寒热呢？但每个季节都有不同的偏重，不同的主气。

正常情况下，各个季节的主气应至则至，该走则走，无过无不及，这是大自然的无尽曲妙，以此化生万物。但是如果应至不至，该走不走，或太过或不及，则伤人害物，这就不是六气，而是"六淫"邪气了。

"湿"为长夏主气。长夏是农历六月。一年四季，为什么又出来个长夏呢？气有六，火和暑性质相同，所以气分五，节有四，分属缺一，故于夏季的末月别称为"长夏"，这样节五、气五，一一对应。这是比较机械的说法，事实上，夏季前两个月，气候是热，而第三个月，也就是农历六月，在中原大地上，则进入阴雨绵绵的时期，其气候特点突出了"湿"，所以从自然现实的角度看，这个长夏是恰如其分的。

湿是长夏主气，如果过重伤人则是湿邪。湿为阴邪，它的特点是重着、黏腻、缠绵。我们看自然界中的水湿，都是一种沉重、黏滞不爽的感觉，不像风来去匆匆的，所以湿邪有这些特点。湿邪伤人，多见人身体困重酸痛、关节疼痛、乏力、倦卧、腹胀、腹泻等。

风胜湿。日常生活中，我们洗了衣服在有风的地方干得快。所以治湿多用疏风之法。

湿为阴邪，防湿则重在温阳。日常生活中，烧火能开锅，时间长了锅里的水就没了；如果锅底下没火，水是不会减少的。

2015 年 7 月 24 日 22：11：05

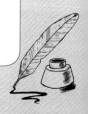

微中医 *124*

出/毒

一连十余日酷热是多年来从未有过的，终于被傍晚的一场大雨给去除了。雨后出来在大街上散步，那份凉爽，也只有在经历过这十余日的酷热之后才能真真切切地感受到。大家碰到熟的或不熟的人都点点头，都不约而同地说："终于出毒了。"

是啊，终于出毒了。这民间朴实的语言，却说出了天地间阴阳交争的秘密。中医说温、热、毒同属一性，程度不同。显然，温为热之渐，热为温之甚，而毒则是热之极也，都是阳气盛阴气衰的表现。这几日酷热难耐，正是阳气盛极，也是阴气衰极。

但夏至过后，阴气渐生，而占据主导地位的阳气是不肯乖乖地、自动地退出舞台，所以在阴气初生之时，也是阳气盛极之时，便有了这几天的酷热。而天地间的阴阳变化又是大自然的必然过程，盛极的阳压抑微弱的阴，导致阴气积累到一定力量的时候，阴气便有一个爆发，这个爆发就是今天的大雨。一场大雨，阴气压制了阳气，天气由酷热转为凉爽，于是出毒了。

然而，阳气也不肯就此善罢甘休，天边瑰丽的电闪，轰鸣的雷响，是阴阳交争的战鼓，到明日、后日，阴云终要散去，又是一片艳阳天，气温还会升高，但是毕竟节气到了，再热也不会是毒了。

2015 年 7 月 30 日 21：54：21

微中医 *125*

阴／阳（1）

上面几次说到阴阳，在前面第 14、15 也说过人体阴阳，《微中医》写到这里，我觉得应该是详细论阴阳的时候了。

我不知道我能否说得明白，但我尽量努力。因为讨论中医、学习中医，不明阴阳是无法从根本上去把握中医的。有位古人说得不错：学中医给人看病不明阴阳，犹如盲人骑瞎马，夜半临深池。这是非常可怕的。

许多朋友看我的《微中医》，喜欢看到一些秘方、验方，更有许多朋友喜欢听我多说些养生的道理。其实，秘方、验方不会对人人都有效，养生的道理也是因人而异。而最根本的是理解阴阳，洞晓阴阳。只要理解了阴阳，洞晓了阴阳，你就把握了养生的根本大法了。这也是"授人以鱼不如授人以渔"的道理。

阴阳，在现在的社会背景下，在现代科学技术深入普及的情况下，对于大多数的人来说是个很陌生、很玄奥的词句。其实阴阳无时无刻不在我们身边！我们一举手一投足，阴阳无处不在。

这是今晚的第一题，我们先记住这几句话。

2015 年 7 月 31 日 21：34：54

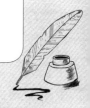

微中医 *126*

阴/阳（2）

　　上面的题目是阴阳无时无刻不在我们身边，我们举手投足之间，无处不是阴阳。

　　阴阳，在中国古代，是我们的先人们对大自然万千现象的一种概括性认识。最初我们的先人们在白天有太阳照耀的时候，感觉是温暖的、光明的，人精神充沛，喜欢奔跑跳跃。到了晚上，太阳没有了，只有那天边或圆或缺的月亮，而夜晚是寒冷的、黑暗的，人们困倦思睡。于是几代、十几代的认识概括出向日的地方感到温暖、光明，这是因为太阳照射的缘故，所以向日的地方是阳；而背日的地方呢，依然是寒冷、黑暗，这是因为只有月亮没有太阳照射的缘故，所以是阴。然后由这个最常见、最基本的现象推广到大自然的万千事物、万千现象，发现与太阳近的、相同的、相似的，都是光明的、温暖的、向上的、运动的，那么这一切都是阳。反之，离太阳远的、和太阳相反的、不同的，则是黑暗的、寒冷的、向下的、静止的，这些就是阴了。

　　还有，一年里自春至夏，太阳离我们越来越近了，太阳直射到我们的头顶上，天气越来越热，这是阳气越来越重了；过了夏天，太阳慢慢由直射变为从东南方向斜着照射我们了，距离是越来越远了，天气越来越凉爽，直到寒冷，这是阳气少了，阴气重了。

　　几万年时光弹指而过，在宇宙的历史中不过一瞬间。所以今天的太阳还是古时候的那个太阳，月亮也还是古时候的那个月亮，在一天里太阳从升起到落下，在一年里春夏秋冬气温变化，今天的我们和古人的感受是一样的。由此可见，阴阳是不是就在我们身边？是不是无处不在，无时不在呢？

2015 年 8 月 2 日 22：06：40

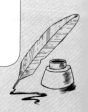

微中医 *127*

阴·阳（3）

上面说到，阴阳是由日光的向背产生的，这是古人对阴阳最早的认识，然后从这个认识开始发展成为对大自然万事万物的一种概括性理论。

向阳光的、离阳光近的是光明的、温暖的、运动的，这就是阳，反之是阴。由此天是阳，地是阴；火是阳，水是阴；春夏是阳，秋冬是阴；白天是阳，夜晚是阴；上午是阳，下午是阴；男人是阳，女人是阴。这种类举是无穷无尽的，因为阴阳无处不在，无时不在，所以大自然中全部的事物都可以用阴阳来概括。换句话说，世界这么大，世界上的事物这么复杂，但是无论多么大，多么多，我们的古人只是把它们划分成了两类：一类阴，一类阳。

这样，我们对这个复杂的世界就好把握多了。无论古代的文化还是现代的科学，都是为了认识世界。东方的古代文化把事物分为这么简单的两大类，是不是非常聪明？当然，世界不是这么简单地被分为阴阳两大类就行了，还有更为细致地，进一步地，进千万步无止境地分类，但阴阳是最基本的。

不知大家注意到没有，我们说这是阳，那是阴，总是一对一对的，凡有一阳必有一阴与之相对应。并且这一对对的阴阳是相互对立的，如冷和热、动和静。而且相互对立的这一对又是有密切关联的，我们说男为阳，对应的必须是女为阴，而不能说地为阴，因为男和地没有直接关联。这就是阴阳两类事物的对立性和关联性。

2015 年 8 月 4 日 21：46：46

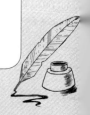

微中医 *128*

阴/阳（4）

阴阳的对立性和关联性非常重要。我们说阴论阳，这个阴和阳必须是对立的。天在上，地在下，上和下是对立的；火性温热，水性寒凉（即使是烧开了的水，对于火来说，也是寒凉的），温热和寒凉是对立的；春夏温热而生长，秋冬寒冷而枯萎，温热和寒冷、生长和枯萎是对立的；男性阳刚有力，女性阴柔怯弱，阳刚有力和阴柔怯弱是对立的。

所以，世界上任何的阴阳关系都是对立的。不对立不成阴阳。这种对立关系又必须是相互关联的，没有关联性何来对立？就如男女，就如夫妻，就如水火。两个男人也有阴阳，强者为阳，弱者为阴，但这是另一个对立，另一个关联；夫妻是阴阳，如果夫妻分离，自然没有关联性，也就没有了对立，也就没有了阴阳；水和火，在一起是阴阳，因为对立而且有关联，如果水无火或者火无水，便不成阴阳；热水和冷水，热水是阳，冷水是阴，这又成了另一个关联的阴阳了。

这里又牵涉出阴阳的另一个问题——阴阳的相对性。明天再讲。

2015 年 8 月 5 日 21：40：02

微中医 *129*

阴／阳（5）

无论在什么情况下，在什么时候，阴和阳必须是相互对立又相互关联的，这是对自然中万事万物属性的一种基本概括。这种概括把所有的事物都区分为两大类，即阴和阳。这样，我们在认识世界、认识自然的时候就有了一个总的方向，也就是说，不论什么事物，不是阴就是阳。这样，我们在进一步认识、分析事物的时候就简单多了。

但是，相互对立又相互关联的一对阴阳不是固定不变的，也不是绝对的。就像上面说到的一样，在与不同关联的事物相对比的时候阴阳会发生变化。

比如，一个男人在家里是一家之主、大老爷们，与老婆相对比是阴阳中的阳，与孩子相对比也是阴阳中的阳；但出门在外时，遇到上级时，这个"家伙"会立马变阴，如果遇到比他强壮的男人，大约他也只有属阴的份了。

这就是阴阳的相对性——任何阴或阳在不同的条件下，阴阳的属性都会发生变化。

2015 年 8 月 6 日 21：44：11

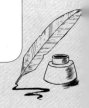

微中医 *130*

立/秋

过了一个炎热的夏天，秋天以它自己的步伐款款而至。

秋天，在大自然中是收获的季节，众生经历了夏季丽日的照耀和温煦，大地无私供奉着的水肥，都以自己的方式结下了丰硕的果实。在收获了果实后，天地间阴气渐重，阳气日衰，大地地温开始降低，阳气内敛，百草枯萎，为即将到来的冬天做准备。

正所谓"天人合一"，我们的身体也是如此——阳气在秋天里逐渐由体表向内里收敛，毛孔由开放开始逐渐闭合，周身气血由活跃转为沉静，也是一片忙碌而有序的秋收景象。

顺应自然的变化，我们也应适应秋天的特点，不可违逆，若违逆则伤身。

首先是饮食，酸味具有收敛之性，在秋天的饮食宜微酸，大家注意是微酸啊，这个必须因人而异，有胃炎或胃溃疡的人还是尽量少食酸。对于其他大部分的人可以根据自己的口味适当添加食醋或是酸性水果蔬菜，如梨、橘子、苹果等。不宜多食苦寒食物，因为过食苦寒会影响身体阳气的内敛。

然后是运动，在夏日，我们不主张大量运动，不宜过多出汗。入秋了，适当的运动会活跃气血，使在夏日里过于宣发的气血能沉静下来，所以秋天里秋高气爽的时候可以多些户外活动，但不宜过度，过度运动使气血过度活跃，反而不利于阳气向内收敛。

　　最后是秋冻的事。春捂秋冻啊，大家都知道的，但秋天早晚和中午气温变化较大，在早晚适当注意防寒，尤其是阴雨天更要注意，但总的来说还是不要急于去单就棉，这样才能使我们的身体在秋天里多增加些抗寒的能力，然后安然地度过寒冷的冬天。

2015 年 8 月 8 日 22：08：37

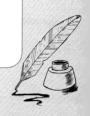

微中医 *131*

阴/阳（6）

上面说阴阳是一对相互对立又密切关联的事物属性分类，其实阴阳还可以是一对事物，同时也可以是一个事物相互对立又密切关联的两个方面。

比如一杯水。水和火相比，水为阴。但如果是单纯的一杯水呢？是不是纯阴无阳呢？不是的，没有了火的对比，单纯的一杯水自己同样也有阴阳区分——一杯水中，在上为阳，在下为阴；在外缘为阳，内里为阴。

再比如火与水相比，火是阳。但对于一支点燃的蜡烛，这个火焰没有了水的比较，似乎也就无法区分阴阳了，其实不然。这个火焰本身如同上面的一杯水，在上的为阳，在下的为阴；在外侧的为阳，在内里的为阴。这个很好理解，在学校里，我们学习物理时就会知道火有内焰外焰，外焰火的温度比内焰火的温度要高，所以温度高的为阳，低的为阴。

不仅仅是火和水，世上所有的事物都可以这样去区分阴阳，当然也不仅仅是从上下和内外去分，关键是相互对立而又密切关联的两个方面。

这样，我们对所有事物的分类就可以无限地进行下去了，可以进行到无限细微。有句古语说："一尺之椎，日取其半，万世不竭"，就是说事物具有无限可分性的意思。

2015 年 8 月 9 日 22：10

☯ 微中医 *132*

阴/阳（7）

今天我们回顾一下前面说的内容。阴阳是我们的先人对世界事物的一种认识方法，需要强调的是，这种认识或者说这种理论是对事物长期观察的归纳和总结，一定是先有事物规律本身存在，然后才有各种理论，不论什么样的理论，东方的、西方的都是这样，而不会是先有了理论，才发生各种现象。

我最想让大家明白的一个道理就是世界本来就是这样的——任何事物都可以分为阴阳两大类，这个阴阳之间是相互关联而又相互对立的，而且事物的阴阳属性不是绝对的，是在不断变化的。

我们要学习中医，要了解中医，必须先理解这个阴阳，对世界各种事物和现象的观察认识先从阴阳的观点出发。比如天热了，就是阳气重了；天冷了，就是阴气重了。而不是先从现代物理、化学的角度去理解，然后再勉强地以阴阳的观念去"套"这些事物和现象。有了这样的中医思维，对于学习理解中医是最基础的，也是最重要的。

这对大家有些难，我们从识字开始接受的就是现代科学知识的教育，十几年、几十年在我们的大脑中根深蒂固，不容易一下子转过来，但如果您对中医真的感兴趣，就不妨试着慢慢地用阴阳的观点去观察我们身边的各种事物和现象，时间久了，您就会体会到阴阳观点的博大精深和无与伦比的美妙了。

2015 年 8 月 13 日 21：45：28

微中医 *133*

阴/阳（8）

我们今天开始讨论阴阳在中医中的运用。

阴阳学说是东方传统文化的核心，中医又是东方传统文化中极为重要的一个组成部分，所以阴阳学说也是中医的核心，或者说是中医的灵魂。阴阳在全部的中医理论体系中无处不在。

人生活在大自然中，同大自然中的万事万物共同享受着太阳的温暖，享受着大地母亲的哺育，经历着春夏秋冬的风霜雨雪，也是大自然的一个组成部分，因此人身如同大自然一样，阴阳无处不在，无时不在。

我们每一个人的生命都是阴阳二气和合而成，也就是父母的孕育。父母之精和合化生一个生命，然后又在阴阳二气的化合、转化、推动下生长壮大，衰老死亡。

阴阳二气的化合、转化、推动看似简单六个字，但在我们的身体中却是十分复杂，它涵盖了人的整个生命过程，也涵盖了整个中医理论。我试图用简单、朴实的语言说个大概，让大家对我们的身体、疾病以及中医的运用有所了解，对日常生活有所帮助。首先，我们的身体，我们这个血肉之躯由肌肤、筋骨、血脉以及在体内的心、肝、脾、肺、肾、胆、胃、大小肠、膀胱这些脏器组成，这些有形的物质——血肉脏腑，是阴。但我们的身体不仅只是这些血肉，这些血肉还会让我们产生思想、语言、动作以及体内的消化、吸收、排泄等各种各样的功能——这些功能，就是阳。

　　这是最基本的一对阴阳，也是最重要的一对阴阳——物质是阴，功能是阳。

2015 年 8 月 14 日 21：56：28

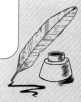

微中医 *134*

阴/阳（9）

任何物质都是有形可见的，而功能只有物质在一定条件下才能产生，我们才能感知到它的存在。

一部汽车由各种零件组成，加上油，打火，挂挡，松离合，车开动了。如果是单单四个轱辘，或是一个方向盘，或是车上的任一个零件，或是一桶汽油，都不会自己跑起来。但是当这些零件组合在一起，加上油，就能发动上路了。

这就是物质和功能的关系。我们的身体也是如此，身上的任何一个脏腑或一个器官都不会有人的各种生理活动，而这些脏腑器官组合成为一个人，在先天父母精气的发生和推动下，又在后天饮食水谷的滋养下，就是一个活生生的人了。

饮食水谷是物质，这些物质在人摄入体内后，在各个脏腑发生功能的条件下，转化为生命活动需要的精微物质。这些精微物质又为人的功能活动提供能量，产生持续不断的功能活动。这就是我们身体最基本的阴阳活动。

2015 年 8 月 17 日 21：52：19

微中医 *135*

阴/阳（10）

还说我们身体的阴阳。

整体说：头面为阳，躯体为阴；胸为阳，腹为阴；背为阳，腹为阴；肌表为阳，内脏为阴。

在内的脏腑中——腑为阳，脏为阴；气为阳，血为阴；在上的心肺为阳，在下的肝脾肾为阴。

每一个脏腑根据我们上面说到的，物质为阴，功能为阳。如：心有心阴，就是心脏这个脏器本身；心有心阳，就是心脏的功能，如主神志啊，主血脉啊等。其他类推。

我们身体的组织结构就是这样区分阴阳的。如同我们前面说到的，阴阳必须是相互对立又相互关联的，同时阴阳又是可以依据一定条件变化甚至是转化的。如从上下说，心在上属阳；而从脏腑说，心为脏则属阴。

实事求是地说：中医这种对身体组织结构的分类方法从某个角度是不如西医学的解剖学，解剖学对人体组织结构的认识是严谨、细致的，而中医的这种方法则显得粗疏得多。但是，中医更加倾向于从人体功能的角度认识人体结构。这是中医的一个不足，但也是中医的一个长处。如果中医不是这样去认识人体，那么人体上庞大的、精微的经络系统则无从发现了。

再多说一句，对于经络，现代科学到现在也没有发现它的物质存在，但也没有人敢于轻易否认它的存在。所以中医这种认识人体的方法是不能简单地和解剖学相比较的。

2015 年 8 月 18 日 21：42：37

微中医 *136*

阴/阳（11）

我们身体的物质——这个肉体，是阴；由这个肉体产生各种生理活动，是阳。在正常状态下，阴阳直接相互依赖，相互促进又相互转化，维持我们的生命活动。

比如我们吃的饭是物质，属阴，摄入的这些"阴"必须在阳（即各个脏腑的功能活动）中转化为我们身体所需要的能量，维持我们的生理活动，这是从阴转化为阳。我们吃的饭不仅仅让我们长了力气，对年轻人而言，还要长身体，所以身体生长所需的物质就是阳气转化阴气而来，这就是阳转化为阴。

在正常的情况下，阴阳之间的转化、对比是有一个范围的，在这个范围中，阴阳之间的量的对比不是绝对平衡的，而是不断地在此消彼长地变化着。

比如吃过早饭后，新增加了物质，阴偏重了，阳就虚弱些，并且阳要消耗自身去消化食物，所以我们感到有些困倦。但过一会儿，食物被消化后，转化为能量，身体阳气增加，我们就会感到精神百倍。再经过一个上午的劳动或活动，消耗了阳气，到中午饭前饥肠辘辘，身体困乏，这是阴阳都不足了，所以需要吃饭。这期间就有阴阳不断地转化，这个转化是在一定范围内发生的，我们的身体能够掌控它，不至产生病理的状态，这就是阴阳的生理性动态平衡，是我们每天每时每刻都在发生的事情。

一天是这样，我们每个人的一生也是这样，从小到老都在发生着阴阳的转化，大家可以自己试着分析一下！

2015 年 8 月 19 日 21：48：04

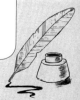

微中医 *137*

阴/阳（12）

阴阳孕育了生命，阴阳滋养了生命，阴阳壮大了生命，同样阴阳也促使生命衰老死亡。如果只有出生，只有生长，没有衰老，没有死亡，我无法想象这个世界会是个什么样子。

既然生命的成长壮大是阴阳的化生，是阴阳在一定范围内的此消彼长，是一种动态的平衡（我们的身体对阴阳在生理范围内的不平衡有种内在的"自稳"能力），那么生命的衰老和死亡就是这种动态平衡被破坏，就是超出了身体的"自稳"能力。比如一架天平，在平衡状态下，我们向一侧的托盘中添加重量，天平开始倾斜但还是稳定的，当添加的重量到了一定的数量时，天平倾斜到底不再动了，甚至翻倒，这就是生命的终结。

在生理状态下，生命的天平允许且必须有阴阳的适度倾斜，这就是阴阳的此消彼长，只有这个此消彼长的不平衡才是生命成长壮大的原动力。如果在某些因素的作用下，阴阳的不平衡状态超出了我们身体对阴阳的"自稳"能力，也就是打破了生理的动态平衡，那么就会导致我们身体处于疾病状态了。

所以，我们身体所有的疾病都属于阴阳动态平衡的破坏，都是因为阴阳超出了我们的"自稳"能力而出现阴阳偏胜或偏衰。

2015 年 8 月 23 日 21：28：07

微中医 **138**

阴/阳（13）

上面说到，我们的身体对阴阳有种"自稳"的能力，这种能力其实就是正气和邪气的一种平衡状态。

比如感冒的原因多是因为身边环境变冷了，也就是我们感受了寒邪的侵袭。

在受到寒邪侵袭的时候，我们的身体自身有"卫阳之气"会祛除来袭的寒邪。一般情况下，感受的寒邪不重或身体的"卫阳之气"强大，那么这些来袭的寒邪会被驱逐出我们身体之外，我们也不会感冒。但是如果寒邪强大或自身的"卫阳"虚弱，那么寒邪就会侵入到我们身体内部，导致发热、咳嗽、胸闷等感冒的症状。

再如有的人喝一口冷水即会出现肚子痛，甚至拉肚子，这是由于他的脾胃阳气虚弱。有的人即使喝不少的冷水也不会肚子痛，但是如果让他喝太多的冷水或是太凉的冷水，他也会肚子痛，拉肚子，这就是寒邪强大到胜过他的脾胃阳气了，所以他就病了。

这就是正气和邪气这对阴阳的平衡，也就是我们上面说到的"自稳"。

2015 年 8 月 25 日 21：11：26

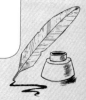

微中医 *139*

阴／阳（14）

　　正气，是我们身体天然具备的抗病能力；邪气，是能导致我们的身体发生疾病的各种因素。比如，自然界中的六淫邪气，或者因为身体功能异常而产生的内生邪气，也可能是身体自身机能不足产生的虚邪。正气和邪气是一对阴阳，正气为阳，邪气为阴。

　　正气有阴阳，如我们身体的血肉阴液属阴，身体的各种功能则属阳；邪气也有阴阳，如六淫邪气中火、热、暑为阳邪，寒、湿则为阴邪。

　　邪气侵袭我们的机体，正气与之交争。交争的结果无非三种：一是正胜邪，这是最多见的状态，是不病。二是正邪旗鼓相当，相持不下，这是暂时的不病状态，也是我们说的"自稳"，但随时可以转变。三是邪胜正，这就是疾病状态。从根本来说，疾病状态就是阴阳的偏胜偏衰。

2015 年 8 月 26 日 20：45：17

微中医 *140*

阴／阳（15）

既然疾病就是阴阳的偏胜偏衰，那么治疗疾病的原则也就随之而来了——补偏救弊，调整阴阳。

分开来说，胜者损其有余。阳胜则以阴损阳，阴胜则以阳损阴。就像冬天天冷了，是阴胜，我们就开空调加温，生火炉，穿棉衣，吃热饭；夏天天热了，是阳胜，我们可以开空调制冷，开风扇吹风，穿单衣，喝冷饮。

我们的身体，上火了，吃清热泻火的药；受寒了，喝热水，喝姜汤，这都是损其有余。

衰者补其不足。阳虚则补阳，阴虚则补阴。干完活出了一身汗，身体阴液不足了，喝水啊，缺什么补什么。身体阳气虚弱了，畏寒怕冷，轻者吃温热的食物，重者吃补阳的药物。

最后，以一句《黄帝内经》中的话结束我们这次对阴阳的讨论——谨察阴阳所在而调之，以平为期。

2015 年 8 月 29 日 21：30：04

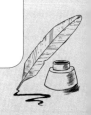

微中医 *141*

天／凉／好／个／秋

处暑过去几天了，虽然这些日子还有点燥热，但早晚毕竟是凉爽了。

秋天的主气是燥。顾名思义，燥是干燥的意思，与湿相对。燥处在夏天的热和冬天的寒之间，是从热向寒的一个过渡，所以燥有凉燥和温燥的不同。

凉燥是燥而寒凉，温燥是燥而温热。根据阴阳二气的胜衰，阳偏胜则是温燥，阴偏胜则是凉燥。

但是现在的七月为秋天的开始，这些日子我们这里的湿气还重，这几天感冒的患者多见胸闷、咳嗽重浊、痰多。除了常用药物外，我们的"厨中十全翡翠汤"还是不错的，痰多的重用萝卜、橘子皮、梨；咳嗽重的重用大蒜。

秋天还是肠胃病的多发季节，尤其是一些慢性胃炎的患者，因为夏秋季节交替，寒温不调，再加上秋天是各类水果大量上市的时候，有的人难免嘴馋多食，稍不慎即可引发旧病。因此平素肠胃不好的人应该多加注意。

水果可以常吃，基本没有什么病是必须忌食水果的，但要因人而异，根据各自体质选择合适的水果，并且注意两点：一是洗干净，二是不宜过多食用。即使身体壮实的人吃不洗净的水果，若一次大量食用，也是会弄出毛病来的。

2015 年 8 月 31 日 21：42：10

微中医 *142*

颈／椎／病

颈椎病现在不仅仅是年龄大的人才有，经常有二十几岁的年轻人来诉说颈椎不好。

这都是手机惹的祸啊，大家看看现在的人，不论大人小孩，不论是在家在单位在车上在路上，人人都手捧手机刷屏不停。

过去没手机的时候，四五十岁的人得颈椎病，多是低头干活累的。不论是干活还是玩手机，长期低头不动导致颈部气血受阻，久而瘀滞不畅，气血不通，于是颈部就出现了酸胀疼痛，活动不利。

颈椎病不单单是颈椎骨质增生，而是整个肩背部气血瘀滞形成的一种病症。由于气血瘀滞进一步瘀滞化热，所以有人喜欢拔火罐，拔了火罐气血得到一时疏通，瘀热散发后会好受许多，但不解决根本问题。

要解决根本问题，还是要从根源上着手，平时注意不能长时期低头，要经常注意抬头，活动颈肩背部，经常锻炼使气血不致瘀滞，这才是根本的方法。

中药对疏通颈肩背部气血的瘀滞，缓解颈椎病的症状有不错的疗效——葛根 30 ~ 90g 克，桂枝 10g，当归 12g，黄柏 15g，丹参 20g，炒白芍 30g，川芎 12g，生地黄 30g，甘草 10g。这个方子我经常使用，效果不错。

2015 年 9 月 1 日 21：36：57

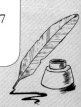

微中医 *143*

膝/关/节/疼/痛

门诊上膝关节疼痛的人以中老年人居多，病情轻的，多数人不在乎，但有些严重的病情，会极大影响生活。膝关节是我们身上最大的关节，也是承重最重的关节，所以它的疼痛比腕、肘、肩、踝这些关节都严重。

膝关节疼痛的原因有风、寒、湿，有血瘀，但最主要的是劳损。尤其是体力劳动的人，经年累月的劳作，膝关节是很容易磨坏的。

中药治疗以补肾、养血活血、舒筋活络为主，常用的药物有黄芪、当归、杜仲、川续断、川芎、威灵仙、乳香、没药、炒白芍、红花、牛膝等，但治疗效果较慢。针灸推拿以及各类烤灯不仅见效快也是常用的治疗方法。

另外，膝行可以治疗膝关节疼痛，方法是每天膝行一小时左右。可以膝行，也可以跪着看书，看电视等。

今天听说了一个治疗足跟痛的方子——用苍耳子叶揉软贴在足跟部，有一定效果。足跟疼和膝关节疼原因差不多，我想应该也可以用于膝关节疼，大家不妨试试，应该无害的。

还有，粗盐1～2斤放置铁锅内炒热，布包外敷，也有很好的活血止痛作用。

膝关节疼多以劳损居多，所以年轻人应该早些注意爱护自己的膝关节，尤其是胖人，每日里让自己的膝关节额外承担那么多的体重，时间久了，它不罢工才怪呢。

2015 年 9 月 2 日 21：52：09

微中医 *144*

腰/椎/间/盘/突/出

这也是个常见病，而且年轻人居多。按理说，腰椎间盘突出多是由于劳力过度使腰部肌肉、筋腱等组织劳损、松弛，从而使腰部的整体性被破坏，椎间盘滑脱而出。

西医说椎间盘突出所致的腰疼是由于滑脱而出的椎间盘压迫神经而导致的，这是无可辩驳的。但我们中医还是要从肾虚、气虚、血瘀这几个角度去考虑，这不是不分青红皂白地强辩，而是从治疗效果去看，许多腰椎间盘突出的患者在服用中药治疗后，腰疼消失了，而且不易复发。西医可能要问：突出的腰椎间盘哪去了？回纳了吗？实事求是地说，我也不知道，但是我知道在进行补肾强腰、活血化瘀的治疗后，腰部的气血顺畅，患者的腰疼确实会好转，既然如此，我们又何必一定得知道腰椎间盘哪去了？医生的职责不就是解除患者的痛苦吗？

常用的药物有：黄芪、当归、杜仲、川续断、桑寄生、蜈蚣、白芍、川芎、威灵仙、生地黄、黄柏、泽泻、丹参、红花、甘草。上方可以水煎服，也可以浸酒服，水煎服效果快些，浸酒服适宜于腰疼不重，病程较长者。

针灸推拿自然也是极好的方法。

2015 年 9 月 4 日 21：23：57

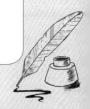

微中医 *145*

类／风／湿／关／节／炎

类风湿关节炎是个顽疾。我见过许多十几年、几十年病程的患者，那种痛苦实在是不容易忍受的，最主要的是病程长。

这个病的成因是机体感受风、寒、湿，邪气痹阻经络、筋脉，导致气血瘀阻，不通而痛。久之邪气凝结，关节肿大变形。

我从二十多年前开始使用蚂蚁治疗类风湿关节炎，到现在治疗的病例不少了，总体感觉这是有一定疗效的。病程的长短是预后的重要因素，如果是病程在数年内的患者，且没有明显的关节肿大变形，还是可以痊愈的；如果病程长的患者，且关节明显肿大变形，则治疗效果就差，但用蚂蚁止痛、缓解症状的作用还是明显的。

常用方法：

（1）水煎剂：黄芪、当归、桂枝、生地黄、黄芩、杜仲、川续断、知母、川芎、威灵仙、黑蚂蚁（冲服）、甘草。病程长，阳虚明显者加熟附子；邪气郁阻化热，有局部红肿，全身发低热者，加柴胡、地骨皮；关节肿大明显，变形者，加乳香、没药、土鳖虫。

（2）药浴方：荆芥、防风、透骨草、鸡血藤、当归。水煎药浴，每次 1 小时，每天 1～2 次。

（3）药酒方：黄芪、当归、桂枝、杜仲、川续断、生地黄、黄芩、黄柏、乳香、没药、细辛、知母、川芎、威灵仙、红花、炮穿山甲、甘草。水煎 1 次，兑入等量的高度白酒（60 度），每天2次，每次2～3盅。有位患者用了这个方子几年，一开始是两个人架着他来的，因为他家庭困难，所以给了他这个方，连续服用后，他能自己拄着拐来了。

2015 年 9 月 6 日 21：35：35

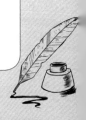

微中医 *146*

肩/周/炎

肩周炎多见于中老年人，多是由于劳力过度，阳气虚弱，肩部气血凝滞，风寒湿邪气侵袭，经络瘀滞不通所致，所以中医称肩周炎为"凝肩""五十肩"。

肩周炎初发多见一侧肩关节疼痛，活动受限，然后活动受限加重，局部压痛，怕冷。

我常把肩周炎比作一个生锈的螺丝。一个螺丝长久不用，自然生锈，生锈严重了，这个螺丝就粘连在一起，活动不开了。

要打开这个生锈的螺丝必须加点润滑油，然后慢慢用扳手松动，用小锤敲打，使它慢慢地活动开来。如果一个急性子用扳手用力一拧，咔吧，断了。

对肩周炎也是这个治疗方法。自我活动是最好的方法。活动治疗肩周炎，不能"护疼"——也就是当关节活动到一定位置时，疼痛明显，这个时候不要缩回而是挺住，然后慢慢地向疼痛加重的方向用力，这就好比是用扳手松动螺丝，不用力不行，用力大了也不行。

肩关节是全身活动范围最大的关节，所以在活动治疗肩周炎时，尽可能地向外伸展，向远处伸展，当局部气血活跃起来，流动起来，疼痛就消失了，这个螺丝也就变成一个好的螺丝了。

吃药、针灸、拔火罐、贴膏药等方法都有效，但都不如自己活动效果来得快，而且痊愈后不易复发。

2015 年 9 月 7 日 21：35：28

微中医 *147*

白 / 露

白露是二十四节气中第十五个节气，太阳黄经165°。《月令七十二候集解》中说："八月节……阴气渐重，露凝而白也。"

天地阳气至夏至最盛，而夏至一阴生，且行且壮大，到白露，阴气已经有些不畏阳气，有欲夺天下而主之之意了，但是毕竟太阳尚未行远，白日阳气尚重，而到了日暮之后，似乎是阴气的天下了，此时大气中的水蒸气得阴冷之气凝而成露。

白露过后的这段时间是昼夜温差最大的时候。有俗谚云："处暑十八盆，白露勿露身。"这是说处暑后天气依然炎热，可以每天用盆沐浴，但白露后则不宜赤身露体地洗浴了。对于身体强壮的人，白露后依然可以露身洗浴，但不可勉强。虽说春捂秋冻，但要因人而异。对于老年人、慢性病的人、关节不好的人，在白露后还是要注意及时添加衣服以防感冒，尤其夜间寒气浓重时，要适时添加厚被，注意肚腹和脚的保暖。若肚腹受寒，寒气伤胃，则腹痛腹泻；若脚受寒凉，容易出现腰腿冷痛。

这几日湿气已除，燥气渐重，饮食宜温润多汁、滋阴润燥。阳气此时开始内敛，切不可恣意贪凉饮冷，因为过于寒凉会妨碍阳气内敛，会损伤内敛的阳气，导致冬日无法顺利御寒。

2015 年 9 月 8 日 22 : 10 : 00

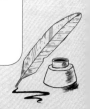

微中医 *148*

壁/虎

今晚我的办公室里来了位"小客人"，任凭我端茶、倒水、让座，它都不理我，自己静静地趴在那里。我知道它是在提醒我，《微中医》应该有它一篇呢。

壁虎，在夏秋季节的傍晚，农村的墙壁上随处可见。我们这里把它叫"蝎虎子"，中药又称之为"守宫""天龙"。这东西的相貌虽然有些丑陋，但它是一味治病良药，我们小时候大多数是不敢用手去抓的。

壁虎入药首见《本草纲目》，味咸，性寒，有小毒。因其有祛风、定惊、散结、解毒的功效，可用于治疗中风偏枯、半身不遂、小儿惊痫、癫痫、破伤风、关节炎、癌瘤。

对于壁虎的应用，目前多是用于治疗癌瘤。它有一定的抗癌延寿的作用，对于失去手术机会的胃癌、肺癌、肝癌、肠癌等患者，可以单独应用或配伍中药应用。常用的方法是将壁虎、蜈蚣各半研末，装胶囊或蜜丸服用，每日 5～10g，分 2～3 次饭后服。

捉壁虎的方法：在傍晚壁虎外出觅食时，以适当器具捉拿，用开水烫死，太阳下晒干后即可直接入药。前些年我捉过不少，但觉得用开水烫死十分残忍，所以这几年用得少了，不过要是家里确有这样的患者，我想壁虎还是很乐意捐躯救人的。

2015 年 9 月 9 日 21：55：29

微中医 **149**

脑 / 出 / 血

我今天非常郁闷。

我上午接了个电话，我的一位亲戚脑出血了。我下午去县医院看到她躺在病床上，沉闷粗重的鼾声，叫而不应的模样，心里感到十分郁闷。

这位亲戚五十多岁，一直是肥胖体型。每次见到她，我最主要的谈话内容就是让她减肥，可是每次提到减肥，她总是嘻哈一笑，从没认真对待过我的话，轻重的话都有，她就是不听。即便这样，发生眼前的情况，我还是感到自己很失职……

肥胖是她发生脑出血最主要的原因。肥胖导致体内痰湿郁积，阻塞血脉，从而血行不畅，溢出脉外。痰湿邪气上犯蒙蔽脑窍，所以会出现猝发晕厥，神志丧失，昏不识人。

如果她不这么胖，如果她能有效减肥，如果她能参加积极有益的户外运动，那么这次意外是完全可以避免的。

我们的生命中没有那么多如果。许多伤害和意外不会给你一个重新来过的机会。

我看着躺在病床上的亲戚，脑子里反复想起在门诊遇到的许多肥胖患者，一想到他们对于医生的劝告置若罔闻的态度，就特别无语，真的很无语……

2015 年 9 月 13 日 21：12：48

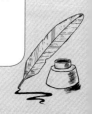

微中医 *150*

肥/胖/病（1）

今天在《读者》上看到一句话，原文是：肥胖给全球经济造成的损失每年达到 2 万亿美元，占全球经济产出的 2.8%，已与军事冲突或吸烟相当。如果不遏制，15 年内全球将有一半人超重。这是来自麦肯锡公司的最新报告。

我们似乎觉得全球的经济损伤与我们的关联不大，对我们的影响也不大，但是我要说的是，如果一个家庭中突然有人因肥胖而发生意外，比如我的亲戚，那么对这个家庭的经济损伤恐怕就不是 2.8% 了，那将会是 28%、58%、98%，甚至是 280%。为了治病花光了积蓄，债台高筑的家庭还少吗？

这么语重心长的话语，这么严重的后果，胖子们如果还是听不进去，还是以胖为美，还是有千万条抗拒减肥的理由，那么肥胖给自己身体带来的危害就会实实在在发生，这样也许会让胖子们认真减肥吧？

即便不发生脑出血这样的意外，单就肥胖带来的胸闷、心慌、乏力等足以使人每天都要承受痛苦。胖子们看着身边体质健康、身体灵便的同龄人也许会羡慕吧？

但凡肥胖者，周身上下内外水湿痰浊壅盛，血脉经络为之瘀堵不畅，气血不能流畅，肺气不利则喘，心神不安则慌，脾气失运则肿，肝气不舒则闷，肾气亏虚则痿。

我们不妨回想一下：我们身边熟悉的同龄瘦老头瘦老太和胖老头胖老太，他们的生活质量是否相同？

2015 年 9 月 15 日 21：58：25

微中医 **151**

肥/胖/病（2）

对于肥胖的危害我不想再多说了，胖人自己都明白。我们还是主要说说如何减肥吧，这毕竟是大家都关心的问题。

减肥最简单重要的甚至也是唯一的方法（两条六个字）：管住嘴，迈开腿。能够做到的人认为这六个字真的很简单，但对于许多人来说，"管住嘴"这三个字简直比登天还难。

但是，你管不住嘴就是减不了肥。比如，一家五口人一年能吃 1000 斤粮食，而这个家庭一年收了 2000 斤，剩余的 1000 斤只能储存在仓库里。如果这个家庭一年只收了 500 斤粮食，那么不足的 500 斤就只能从仓库中调取了。

我们身体中的脂肪也就是家庭中的仓库。肥胖的人在仓库中储存了太多的粮食，日子久了这些粮食会发霉变质，会生出各种各样的虫子，甚至会招来老鼠。

如同减少粮食收入一样，如果我们每天的食物摄入量小于每天活动所需的消耗量，身体为了维持日常的生理活动就必须从仓库中调拨粮食，也就是消耗脂肪，这样体重就下降了。

就是这么简单的三个字——管住嘴。少吃点是减肥的不二法门。

至于各种减肥方法如中药、针灸、运动、市面上各种减肥药物等，也都是在控制饮食的前提下才会有效。到目前还没有一种方法或药物既可以让你继续以前的饮食方式，又能够有效持续地减肥。

2015 年 9 月 16 日 21：29：23

微中医 *152*

肥/胖/病（3）

"管住嘴"还有一种更有效的方法——辟谷。

辟谷是道家养生的方法，已经有几千年的历史。过去道家在深山老林里，经常用这种方法来强身健体，同时也是对自己意志力的一种锻炼。近来许多养生话题也经常提到辟谷。

前些日子我在一篇文章中看到：有国外医学家研究证明，人体在饥饿状态会分泌一种长寿因子，并且在一定的时间内，饥饿持续时间越长，这种长寿因子分泌越多。从我们中医的角度看，长时间的饥饿会导致身体缺少水谷精微的滋养，自然会气血虚弱，但是在一定的时间范围内，不进食可以使脾胃得到很好的休息，同时胃内没有食物的瘀堵，胃气畅顺，上下流通，能够更好地使气血流通，全身处于一种清灵和顺的极佳状态之中。

经常练辟谷的人都有这种感觉，在辟谷刚开始，往往伴随有强烈的饥饿感，但挺过几顿后饥饿感消失，浑身上下无饥无饱，不影响做任何事情，精神稳定而愉快。我自己的一次切身经历是在辟谷第三天爬山，三天没吃任何食物（水果除外），第三天下午去爬山，三个多小时的山间行走，没有一点不舒服，也没有一点疲乏。我下了山和同行的一位山友说起这件事，那位山友甚是惊奇。

2015 年 9 月 20 日 21：27：03

微中医 *153*

肥/胖/病（4）

"辟"的音意同避，辟谷就是避开谷类食物，在一定的时间内不吃谷类食物，而是以水果蔬菜为主。道家的辟谷要复杂得多，我们为了健身减肥不必搞太复杂，根据每个人的体质、精神状态，可以有很多方法。

一般情况下，每次辟谷3～7天，这几天能减2～5千克不等。最近有位小朋友辟谷至第7天体重无明显下降，身体亦无明显不适，一直无明显饥饿感，至第8天才有饥饿感。这是因为体内郁积过重，前7天消耗的都是肠胃间的郁积，至8天后才开始消耗体内的脂肪。

倘若一次辟谷后，体重还没达到理想状态，可以间隔十余日至月余再行第二次，直至达到理想状态。

还可以每周辟谷一次，一次一天。这种方法适用于体重轻微超标的人，每周脾胃能休息一次也是不错的方法。

2015 年 9 月 21 日 21：51：03

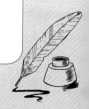

微中医 *154*

肥/胖/病（5）

辟谷最艰难的时刻是在刚开始的一两天，许多人因为抵抗不了那种强烈的饥饿感而失败。

其实，这种饥饿感最强烈的时候是第二、三、四顿饭。想想辟谷减肥带来的好处，想想肥胖将来可能发生的危险，别人吃饭时避开些，用坚强的意志克制一下。到第五、六顿饭的时候也就是第二天、第三天，饥饿感会明显减轻，再继续下去就容易了。

辟谷不是什么也不吃。在辟谷期间，可以吃适量的水果，可以喝足量的水，并且注意摄入适量的食盐。在辟谷期间，肠道有水果和水的滋润和充填会更加通畅，这有利于瘀滞的吸收利用和排泄。

针对一些无法抵抗饥饿感而导致辟谷减肥失败的人，还有一个办法就是小豆腐法。小豆腐，临朐人称之为豆（读 dèng）沫子。吃小豆腐，黄豆尽量少些，菜尽量多些，什么菜的小豆腐都行，可以尽情吃饱。小豆腐的菜中有大量植物纤维，有很好的通便作用，连续吃 3 ～ 7 天小豆腐，也有不错的减肥效果。不过即使是喜欢小豆腐的人，连续吃 3 ～ 7 天也是一个不小的考验。

2015 年 9 月 22 日 21：10：37

微中医 *155*

秋 / 分

秋分，太阳黄经180°，是一年中第二次白天和黑夜平均的一天。只是从今天开始，白天越来越短，而黑夜越来越长。随着太阳的远去，气温的降低，我们的身体与之相适应的是脏腑阳气逐渐内敛而闭藏，身上不再那么容易出汗，体表、四肢开始感觉畏寒怕冷。

这就是天人合一，我们的身体每时每刻都在随着自然界中阴阳的变化而变化。顺时养生、不逆天地规律是养生的最高境界。

此时的饮食宜温，不宜凉燥。此时，人体阳气内敛聚于脏腑，食饮温润则与内敛阳气同气相求，如果此时仍食冷饮寒，对于内敛的阳气就是一种伤害。秋天是多水果的季节，但是过度生食水果，容易因寒凉而伤脾胃，所以平素脾胃虚弱的人吃水果宜温食，最好是用温水浸泡或直接煮熟后食用。

平素许多人喜欢的冷饮、苦瓜、苦菜、蒲公英、清茶等寒凉之物，此时宜忌或减。

米粥、八宝粥、玉米粥温润宜胃，宜多食。

此时阳气内敛，虽脏腑功能渐强，但饮食不宜过饱，过饱则脾胃不堪重负，易出现腹胀腹泻。

此时运动宜和缓，切忌运动后多汗，汗多则逆身体阳气内敛之势，易使阳气受损，难以充分内敛，至冬则难耐寒冷。

注意及时添加衣物，勿使肌肤受寒，否则阳气会因用于祛寒而消耗，导致内敛不足，闭藏不实。

2015 年 9 月 23 日 21：54：40

微中医 *156*

肥/胖/病（6）

说了许多，都是三个字——"管住嘴"。还有几点再强调一下：第一，辟谷之后恢复正常饮食，但也必须控制，不可放纵食欲，否则体重很容易回弹。第二，减肥不是朝夕之事，需要个过程，有时还是个漫长的过程，不可急功近利。第三，辟谷减肥必须因人而异。

"管住嘴"之后还有"迈开腿"，这个很简单，大家也都明白。运动对于年轻人是必要的，但是对于一些老年人，我现在不主张过度运动。比如一部老车子，如果还是大载重，大油门，肯定是跑不远的，但是如果小油门，轻载重，这个车子还是可以跑一些路的。

今晚去一同学家吃饭，同学的妻子给了我很大的惊喜。原先她很胖，血压高，近几年坚持减肥，体重减了十多千克后，血压不高了，浑身有劲了，很让我钦佩。

也就是说，减肥人人能做到，关键是毅力、对家庭的责任心、对亲人的责任心、对自己的责任心。

2015 年 9 月 24 日 21：09：25

微中医 **157**

肥/胖/病（7）

我说肥论胖不少了，主要意思已经都表达了，最后抄录医圣张仲景的一段话和大家共勉：

"怪当今居世之士，曾不留神医药，精究方术，上以疗君亲之疾，下以救贫贱之厄，中以保身长全，以养其生，但竞逐荣势，企踵权豪，孜孜汲汲，唯名利是务，崇饰其末，忽弃其本，华其外而悴其内，皮之不存，毛将安附焉？

"猝然遭邪风之气，婴非常之疾，患及祸至，而方震慄，降志屈节，钦望巫祝，告穷归天，束手受败，赍百年之寿命，持至贵之重器，委付凡医，恣其所措，咄嗟呜呼！厥身已毙，神明消灭，变为异物，幽潜重泉，徒为啼泣。

"痛夫！举世昏迷，莫能觉悟，不惜其命，若是轻生，彼何荣势之云哉！而进不能爱人知人，退不能爱身知己，遇灾值祸，身居厄地，蒙蒙昧昧，蠢若游魂。哀乎！趋世之士，驰竞浮华，不固根本，忘躯徇物，危若冰谷，至于是也！"

这是张仲景在《伤寒论·自序》中的一段话，令人时常惊诧老先生的思高虑远，早在两千多年前就看到了今天的社会。我们仔仔细细地咀嚼老先生的话，有哪一句、哪一段不是切中当下？

愿这段振聋发聩的话能惊醒梦中人……

2015 年 9 月 25 日 21：49：09

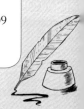

微中医 *158*

糖／尿／病（1）

　　糖尿病与长期饱食、肥胖有直接的关系。过去，典型的糖尿病症状是"三多一少"，即多饮、多食、多尿、消瘦。现在三多还多，但一少就少了。

　　我们知道，吃进去的食物和饮料需要脾胃运化形成水谷精微，才能布散全身，营养全身。如果一个人长期饱食，在开始阶段脾胃还能努力去运化摄入的食物，但持续饱食，脾胃则不堪劳累，开始怠工，甚至罢工，于是没有运化的部分水谷停留蓄积在体内形成水湿痰饮。一方面，身体需要的精微物质得不到；另一方面，体内还有过多的瘀积。

　　这就好比家里有足够的粮食，但是厨房里没有火了，不论是液化气、天然气还是柴草都没有，没有火自然烧不开锅，于是水是冷的，粮食是生的，都不能食用。

　　所以，肥胖导致的糖尿病的基本病机就是脾胃虚弱、不能运化。脾胃不能运化，灶冷锅凉，身体又需要水谷精微的营养，只有多吃多喝才能使身体的需要得到暂时缓解，但是这样又加重了脾胃负担，导致运化能力更加虚弱，进入恶性循环。

2015 年 9 月 28 日 20：42：34

微中医 *159*

糖 / 尿 / 病（2）

中医称糖尿病为"消渴"，但二者不能画等号。大部分的糖尿病属消渴，但消渴不全是糖尿病。

中医有句俗语："消渴无火不生。"这是说糖尿病的病因与火有密切的关系。这个火有虚有实，虚火多见于阴虚，身体阴液不足，故而虚热内生；实火多与嗜食辛辣香燥、平素肝气亢盛有关。

还有一个重要的火的来源，就是体内水湿痰湿瘀积日久也会化火。这个时候的情况就有些复杂了，身体有寒有热、有虚有实。

糖尿病的西医诊断标准就是血糖升高。从这个角度看，就是血液中糖的成分高了。血液中糖高并不标志着细胞中有糖。现实中，经常见到肥胖的人和糖尿病的人在饥饿的时候会出现低血糖反应，而正常的人处于一定饥饿状态时也不会出现低血糖反应。

这是为什么呢？关键还是脾胃的运化功能。脾胃运化水谷产生水谷精微在肝的疏泄、肺的宣降、肾的蒸腾等功能的共同作用下布散全身。这个全身自然包含细胞。脾胃运化不足，不能生成精微，自然就无法布散，细胞在能量不足时自然就会出现低血糖反应。

2015 年 9 月 29 日 21：30：43

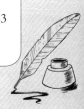

微中医 *160*

糖/尿/病（3）

糖性黏滞，燥热。白糖、冰糖类，性虽平或稍凉，但多食令人口干，这是入胃后黏滞生热的表现。

长期血糖高，血脉中血液黏滞燥热。我们的血管（脉络）在这种高黏滞、高热度的环境中工作，自然会劳力过度而疲倦不堪，弹性降低，慢慢硬化。

硬化的血管进一步使血行迟缓，气血不能周流全身，五脏六腑、四肢百骸得不到气血濡养而功能降低，于是并发症就出现了。

脑为髓海，又为精明之府。血行迟滞不畅，髓海失养，又有瘀血痰浊阻塞精明之府而发脑出血、脑梗死。

心主血脉，又主神明。心脉为瘀血痰浊阻塞，心神失养，所以出现胸痛胸闷等冠心病症状。

肾主水，主藏精。肾脏受损，水无肾气蒸化，蓄积停留体内，则发生水肿；肾精失藏，则腰疼、阳痿、全身机能不足。这是糖尿病最多见的并发症——肾功能衰竭。

肝主疏泄，又主藏血。血脉燥热，肝血不能摄藏，疏泄失常，所以出现眼底出血、视物模糊。

糖尿病并发症是非常复杂的，这里只能拣几种主要的说，目的是让大家充分了解其危害。

2015 年 10 月 3 日 21：22：16

微中医 *161*

糖/尿/病（4）

糖尿病治疗最佳时机是在初始。无论是遗传还是饮食因素，在血糖升高的开始阶段，控制饮食、适当运动都是治疗糖尿病的首选方法。

目前，国内国际对于糖尿病的治疗是"四驾马车"。

（1）糖尿病教育。就是让所有的人都了解糖尿病的生成原因、治疗方法、并发症等一切与糖尿病有关的知识。让大家知道糖尿病的危害。

（2）运动疗法。运动是消耗摄入体内热量最积极的方法。前面曾说到一个家庭收支比例的话题，就是这个意思。

（3）饮食疗法。如果能够努力增加开支（运动）达到收支平衡，那么就可以保持日常的生活方式。但是如果不能做到增加开支，那只有减少收入。对于我们的身体，减少收入只能是少吃！

（4）药物疗法。在上述三个方法效果不佳或条件不允许的时候，那就要选择药物疗法了。

我感觉有80%的糖尿病患者在初始阶段用前三种方法都是可以让血糖在相当长的时间内维持在正常水平的。

2015 年 10 月 4 日 22：04：30

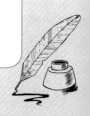

微中医 *162*

糖/尿/病（5）

中医中药是上面"四驾马车"中药物疗法中的一匹骏马。因为，对于各个病程阶段的糖尿病患者，中医中药都是可以"驾辕"，绝不仅仅是拉偏套。

早期患者不论血糖值是多少都可以在运动、控制饮食的前提下采用单独的中药治疗。有部分患者能够在服用一段时间的中药后血糖恢复正常水平，然后停药。但需注意定期复查，发现血糖升高或有升高倾向时及时调整运动量和饮食，如果血糖仍高，可以再服中药。

长期服用降糖药的患者在正确辨证的基础上加服中药，能够减少降糖药的用量。

中药对各种糖尿病并发症都有确切疗效，但病情发展到此时往往病程较长，所以服用中药的过程也会很长。有人说："中药慢。"我说："No！No！不是中药慢，而是您的病慢！"

我曾经在门诊遇到一位患者，虽然不是我治的，但是患者本人亲自对我说：他曾经是糖尿病并发慢性肾功能不全的患者，尿蛋白长期2～3个加号，他坚持服中药治疗11年，后来完全恢复正常了。11年！需要极大的毅力。太多人缺乏这种毅力，缺乏对中医中药这种完全的信赖。

我在门诊治疗高血压或糖尿病引起慢性肾功能不全的患者中，有治疗3～4年的，患者自觉体力好转，尿蛋白减少，有时也会呈阴性。

2015 年 10 月 6 日 21：47：42

微中医 *163*

糖/尿/病（6）

　　中医治疗糖尿病还是强调辨证论治，没有固定的方，但有常用的药，下面做个简略介绍：

　　黄芪：性味甘温，是补中益气最常用的药物，最能补益脾胃之气，又有利水作用。前面说过，糖尿病最基本的病机是脾虚，所以补脾的黄芪是治疗糖尿病的常用药物，配伍党参能增强补脾作用；配伍茯苓有很好的利尿降压作用，尤其适合糖尿病兼有高血压的情况；配伍丹参行气行血，活血而不伤血；配伍滋阴药如麦冬、知母、黄精等能使滋而不腻。但因其温热之性，在应用时也会见到服用黄芪后"上火"的情况，应注意调整剂量和配伍。

　　苍术：性味辛苦温，健脾燥湿是其特长。脾虚则水湿不行，苍术性温燥，既可健脾，又能除湿，水气除去了，身体气血畅通，水谷精微易于布散全身，所以苍术在糖尿病的治疗中也是常用的药物。

　　白术：性味功效同苍术基本相同，但苍术除湿的力胜过白术，白术健脾的力胜过苍术。生白术又有润肠通便的作用，尤其适用于脾虚湿盛而又大便黏滞不畅的人。

　　党参、太子参：二药都是甘温之品，主要有健脾的作用，与黄芪相比，三者都能健脾，但黄芪健脾还能利湿，而参类则主要是补益的作用，多用于脾虚明显而水湿不重的患者。

2015 年 10 月 7 日 21：19：02

微中医 *164*

寒/露

　　寒露，二十四节气中的第十七个节气，太阳黄经195°，天气从凉爽转为寒冷，是一年里最舒服的时候了。

　　这是赏菊的季节。花市上已经可以见到盆栽的菊花了，此后菊花便如决堤的水一样喷涌而出，在大门口、在路沿边、在窗台、在案桌，到处是姹紫嫣红的菊花。菊的多姿、菊的清香、菊的高雅，涤心清肺，疏肝理气。在一株菊花前停下你匆忙的脚步吧，和她对视，和她交心，她会告诉你生活中得不到的许多哲理……

　　这是登高的时候。放下你手中的事情，到野外去，到山上去吧。看看熟透的柿子、山楂、酸枣、石榴，看看饱满的高粱、谷子、玉米，看看红的、黄的、紫的、白的无不笑意盈盈的树叶，看看高的、矮的、远的、近的虚怀坦荡的山脉，看看掠过树梢的风、舒卷天边的云……

　　你不妨弯下腰来或蹲下身子看一棵秋天的小草。一棵秋天的小草，在春天里发芽，夏天里成长，到了秋天，也如同那些高大的树木一样有自己成熟的果实。你仔细看看她的腰身，也如大树一样挺拔，也如大树一样骄傲。

　　你和她说说话吧，她也许会教给你一些道理，也许她会不理睬你……

　　你还不妨登高长啸。面对群山，面对旷野，引颈长啸，啸出你心中的豪迈，啸出你心中的郁结，啸出你的壮志，啸出你周身的气血流畅、筋骨舒展。长啸之后，你会觉得自己身心舒泰，体轻如燕。

2015 年 10 月 8 日 21：55：25

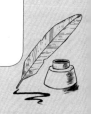

微中医 *165*

糖/尿/病（7）

接着说常用中药。

葛根：性味甘寒。葛根用于治疗糖尿病最大的长处是升清降浊的作用。升清，即升发清气。清气，是指我们脏腑的功能之气，全身脏腑都有各自的功能，协调合作，以脾胃为中轴，上下周流，布散水谷精微，推动各种功能活动。降浊，即能泄浊气。浊气，是指我们脏腑功能活动中产生的代谢废气，在脏腑的正常功能活动中，向下自二便排泄而出。

而在脏腑功能失调的情况下，尤其是脾胃功能失调时，清气不升，浊气不降，就会出现头晕头胀、腹胀腹痛、小便浑浊、大便干或稀溏。糖尿病患者脾胃虚弱，清浊失调的情况更为明显。葛根质轻善升，性寒又降，味甘能补，有清热生津、升清降浊的独特功效，配伍黄芪、苍术、白术等健脾药物，能够使紊乱的清浊各行其道，清者升而布散全身，浊者降而排出体外，又能生津止渴、清热除烦，所以是治疗糖尿病的常用药物。因其性质平和，无任何毒副作用，根据身体情况不同宜大量使用，一般在 30 ～ 120g 间。

麦冬、天门冬、天花粉、知母、黄精等养阴药物，性质滋润多汁，能补充体内水液，所以多用于口渴重、阴虚明显的糖尿病患者。

在病程较长的患者出现瘀血症状时，及时配伍应用活血化瘀类药物也是十分必要的。

2015 年 10 月 9 日 21：20

微中医 **166**

糖/尿/病（8）

　　黄芩、黄连、黄柏：三黄性味苦寒，都有清热燥湿的作用，黄芩偏于上焦，黄连偏于中焦，黄柏偏于下焦。对于糖尿病的患者，长期脾胃虚弱，运化无力，中焦瘀滞，瘀则化热，所以黄连是除中焦脾胃郁热的常用药物。但是三黄质地都是偏于干燥，所以对于阴虚内热者是不宜用的。

　　石膏：性味辛甘寒，质重而性轻清，能清热而不燥，生津而不腻，除烦不伤神，退热不敛邪。凡外感内伤，郁热内生，烦扰不安，口渴引饮，均可酌情用之。因其既无芩连之苦燥，又无麦地之滋腻，张仲景用之3～4两，近贤张锡纯用之可达一斤。它是糖尿病阴虚内热常用之品。

　　中医诊病注重辨证论治，上面所举只是说个大概，并没有从哪一种药物能降糖和哪一种药物能降黏的角度去讨论，因为这不是中医。还有，现在不论是网上还是民间都流传许多治疗糖尿病的偏方、验方、秘方，对于这些不能一概而论，还是要因人而异，世上没有包治百病的神仙方子。

　　最后再强调：教育、运动、饮食、药物，四驾马车，每一匹马都很重要，单纯依赖某一匹都是不可取的。

2015 年 10 月 10 日 21：05：56

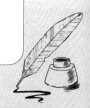

微中医 *167*

说 "燥"

入秋以来没怎么认真下场雨，使得这本来就干燥的气候更加干燥了。

秋日燥气主令，在经过了夏天的绵绵阴雨之后，晴空万里。因为秋天是收获的季节，所以天气少雨，勤劳的人们好在这样的日子里收割庄稼，采摘果实。粮食果实也需要充裕的阳光来晒干，方便收藏。

凡事有一利必有一弊，持续干燥的天气自然是收获的好天气，但空气中水气少了。对于一刻也离不开呼吸的人类和动物们，这持续的干燥可不是好现象，因为号称"娇脏"的肺在空气过于干燥时就会出问题，从而出现口鼻干燥、咽喉疼痛甚至胸闷咳嗽等肺气失于濡润、宣降失常的病症。

这些病症在秋季非常常见。对于伤燥较重的人或平时就肺阴不足的人，应该给予必要的药物调整，一般可以用竹叶、梨、萝卜等煮水喝，有不错的润肺止咳作用。即使不咳嗽，也可以常喝这些果汁以生津润燥。

在这个方的基础上，再加胡萝卜、藕、大蒜、生姜、芹菜、菠菜等多种蔬菜，清水煮熟，喜咸者稍加点咸盐，喜甜者加冰糖或白糖，我名之曰"蔬菜乱炖"。因其富含纤维素、微量元素、矿物质而且热量很低，性质滋润而不燥，是干燥、肥胖、肠胃功能不好等人药食两用的佳品，大家不妨一试。

2015 年 10 月 12 日 21：54：33

微中医 168

六 / 气

前面我们说了湿和燥，自然界中的气候变化还有寒、热、暑、火，共六种，合称"六气"。

这六气，是自然界中不同的气候变化，也是万千生命生长发育的必然条件。

春天，阳升阴降，万物萌生，风气流动，阳气遍布，以使万物得阳气之催发。所以，春天多风。

夏天，阳气隆盛，万物勃发，到处是生机蓬勃，如果不是这温热的天气，万物如何生长？所以，夏天暑热。

长夏，天气炎热，万物生长茂盛，还得有一个必要的条件——水。如果只是一味的炎热，没有水的滋润，那么所有生命会很快枯焦的。所以，长夏多湿。

秋天，阳降阴升，天高气爽，是一片收获的季节，只有这样温燥清爽的气候才能使收获的果实种子干燥。所以，秋天多燥。

冬天，阴盛阳衰，天气寒冷，万物闭藏。先有这冬日的闭藏，才有来春更好地生发。所以，冬日多寒。

大自然就是这样缜密细致。南方无冬日之严寒，所以南方生命往往比北方生命短暂、脆弱。南北风气不同，物性各异。

我们人类几万年与万物浮沉于自然之中，早就适应了这"六气"的变化，所以"六气"也是我们人类生命中所必需的。这就是"天人相应"，也叫作"天人合一"。

2015 年 10 月 13 日 21：37：23

微中医 *169*

六/淫

风寒暑湿燥火，在正常情况下是六气，是地球上所有生命不可或缺的，缺哪一个也不行。但是大自然安排的六气并非那么中规中矩地按照标准的时间、标准的量来的，更多的时候是"太过"和"不及"以及"非其时而有其气"。

"太过"是说六气的程度过深了。比如夏天热，但是这年夏天热得特别严重，把一些植物烤焦了，就是"太过"。

和"太过"相反的就是"不及"——六气的程度过浅了，比如夏天应热，但是这年夏天一直凉爽爽的，许多生命就难以顺利成长。

"非其时而有其气"则是说六气不应时而至，应该热的时候不热，应该冷的时候不冷。各种生命在没有做好准备的时候有了这种气候或准备好了却没有应该有的气候，这两种情况下万物都不会顺利成长。

"太过""不及""非其时而有其气"都是不正常的气候，这些异常气候会给地球生命带来一定的或非常严重的影响，所以这时的"六气"不是"六气"而是"六淫"。

"淫"在《现代汉语词典》中是"过多或过甚"的意思，那么"六淫"就是六种过多或过甚的气候，也就是非正常的气候，就是"邪气"。

中医认为致病因素有三种。第一种就是这个"六淫"邪气，称为"外因"；另外两种是"内因"和"不内外因"。

　　大自然就是这样，既发生"六气"，生成万千生命；又发生"六淫"，给万千生命以一定约束。就这样通过不断生发制约，才有了这绚丽多姿的大白然。

2015 年 10 月 18 日 20∶43∶50

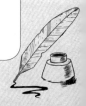

微中医 *170*

顺/六/气

大自然发生六气是为了万千生命的生、长、化、收、藏，六气在万千生命过程中不可或缺，那么所有的生命就必须顺从适应它。

顺从，不要试图去抗拒它。大自然造物，万千生命有万千生命的活法，但在我们地球上，还是有春夏秋冬，季节不同，有风寒暑湿燥火，气候各异。虽然生命万千，强弱悬殊，但没有什么生命现象能抗拒得了大自然，所以只有顺从它，顺之者昌，逆之者亡。

四季之中，春来风盛，阳气布散，大地回春，我们身体的阳气升发；夏至热重，湿热蒸腾，身体气血活跃流畅，去污纳新；秋到燥加，阳气内敛，气血趋静，五脏安和；冬临寒冽，阳气内藏，精气固密。

因此，养生之道，贵在春迎风而发散，夏冒暑而壮大，秋知燥而收获，冬耐寒而闭藏。

今时之人则不同，夏空调，冬暖气，春无畅风之舒发，夏无酷暑之蒸腾，秋无燥静之收敛，冬无严寒之固密，失四时六气之序，丧生化收藏之能，于是，夏不耐热，冬不耐寒而百病丛生矣。

2015 年 10 月 19 日 21：45：26

微中医 *171*

御/六/淫

当六气"太过""不及"或"非其时而有其气"时,"六气"化为"六淫"。

"六淫"对于所有的生命都是一种伤害,甚至是杀手。大自然里大多生命对于"六淫"只能逆来顺受。但是,我们人类是有思维、有智慧的高等动物,在"六淫"面前岂能无所作为?

但是,人的所有作为只能是在一定的范围内。人定胜天只是一种美好的愿望。

因此,对于"六淫",我们只能防御而不能抗御。

防御"六淫"最重要的是养护自己的精神和体质。良好的精神和体质可以使人在一定范围内不受"六淫"邪气的侵袭。

良好的精神和体质一部分源于遗传因素,大部分依赖后天因素。轻松安适的精神,合理饮食,积极运动都是基本保证。

防御六淫伤人,还在于顺应四时,无违天和。当人预知气候异常时应及时防御,勿使伤身;一旦感触猝不及防的乖戾之气时应注意休息,充足饮水,及早发散,勿使入里。

前天我看了一条微信说:今年冬天将会是一个特别冷的冬天,不知是真是假? 不管真假,早做些预防还是有好处的。

2015 年 10 月 20 日 21:53:32

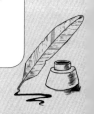

微中医 *172*

膏 / 滋

我们医院的第三届膏方节今天开幕，至明年清明结束。

膏滋，是中药膏、丹、丸、散四种治疗慢性病常用剂型的一种，外用的称油膏、膏药，内服的则称为膏滋，像常见的益母草膏、桃叶膏就是典型的膏滋。

膏滋始于隋唐，盛行于明清。近些年国学大昌，膏滋以其服用方便、疗效持久、入口舒适，越来越得到人们的喜爱。

膏滋剂多用于慢性疾病的调补。一般慢性疾病，其来也渐，其治也慢。若用汤剂，药力猛而病势缓，两不相当，浪费药材，浪费时间。丸、散剂制作简单，但组方大多较为简单，难胜重任。唯有膏滋，组方可以巨细无遗，面面俱到，尤其是能够做到一人一方，针对性极强，煎熬后浓缩的药又便于吸收，是以多为医生喜用，患者乐服。

传统的膏滋制作方法十分复杂，费时费力。一般制作一料膏滋需要至少 1～2 天的时间。我们医院自前年引进先进的膏滋加工机械，使膏滋的加工更加合理完善，医生处方更加得心应手，患者服用更加踏实放心。

服用膏滋，一定要让中医详诊病证，辨证处方。今天一位患者说从网上买了一料膏滋服用，医生未见患者，单纯靠网络交流，盲目用药，殊为不当啊。

服膏滋方前，还应先服用几剂汤剂，以验方是否得体，称为开路。当然，如果是素日熟悉的医患之间，就不必开路，直接加工服用即可。

　　服用膏滋期间尽量忌茶，还需注意避免过于油腻、辛辣、腥膻的食物。具体根据每个人不同情况确定不同饮食宜忌，以处方医生所嘱为准。

　　　　　　　　　　2015 年 10 月 21 日 21：23：48

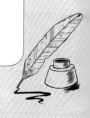

微中医 *173*

桃／叶／膏

桃叶膏是流行于我县及周边地区的常用民间药物，大约有百年历史了。过去多用于治疗小儿疳积、成人消化不良、肝脾肿大、慢性胃炎等。

桃叶性味苦平，功效清热解毒、活血化瘀、消积除疳、杀虫。现在正是收集桃叶的最好时候，漫山的桃叶由绿变红，即将脱落，选取干净肥润的桃叶，洗净，晾干水分，加入适当中药，添水煎煮一小时，滤出药液，药渣再加水煎煮一小时，去渣，合并二次药液，再入锅慢火熬炼，至药液成稠糊状，加入红糖、蜂蜜，桃叶膏就熬成了。

这只是一个大概过程，各地各人的方法不尽相同，所用药物也各有差异。我在门诊时，根据患者情况不同，约有这么几个方子：

治小儿厌食，容易感冒：桃叶 5kg，黄芪 120g，白术 100g，焦山楂、焦神曲、焦麦芽各 120g，鸡内金 100g（研末兑入）。

治成人慢性胃炎：桃叶 5kg，白术 200g，黄连 80g（研末兑入），茯苓 200g，鸡内金 120g（研末兑入）。

治脂肪肝：桃叶 5kg，黄芪 150g，柴胡 200g，三棱 100g，莪术 100g，生山楂 200g，红花 120g。

另外，传统桃叶膏中多用炮穿山甲片，但现在炮穿山甲片过于昂贵，我不喜用。

自己熬制桃叶膏费时费力，如果不熟悉熬制方法，多难以达到理想效果，大家不妨来中医院膏滋坊代为加工。

2015 年 10 月 22 日 21：10：38

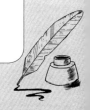

微中医 *174*

丹 / 参 / 膏

丹参膏也是我们临朐常用膏剂，因为这里的丹参是道地药材，临朐的丹参品质好、药效高，闻名全国。

丹参，性味苦凉，功能活血祛瘀、宁心安神。丹参活血祛瘀的作用缓和，不伤正气，活血并能养血，所以在妇科有"一味丹参饮，功同四物汤"的说法。

丹参活血化瘀，可用于全身各类瘀血证。尤其对于冠心病、中风后遗症、慢性肾病、慢性肝病、妇科疾病等有瘀血表现者，都可以配伍应用。

丹参膏，是以丹参为主，根据患者体质不同，适当添加其他药物，熬制成膏，以便长期服用。

一般用丹参 3kg，加黄芪 300g，当归 200g，红花 120g，香附 100g，枳壳 100g；冠心病加檀香 100g，生地黄 200g，薤白 300g，桂枝 120g，厚朴 120g；慢性肝病、肝硬化加柴胡 300g，三棱 120g，莪术 120g，红花 120g，生牡蛎 300g；偏寒加附子 60g，桂枝 120g，巴戟天 120g；偏热加生地黄 200g，知母 120g，黄连 60g。

当然，这只是基本用药原则，具体还应根据个人情况，请医生详细辨证处方。

丹参膏的熬制方法大致同桃叶膏。

2015 年 10 月 23 日 21：08：47

微中医 **175**

霜 / 降

今天霜降，太阳黄经210°。

白露、寒露、霜降，一天冷过一天，再有半月，下一个节气是立冬。

"春捂秋冻"已经过去，现在应该注意保暖防寒了。

首先是饮食保暖，不可再食冷饮，尤其是年轻人，过食寒凉会损伤脾胃阳气，到来年春天会发生腹泻。

水果是不可少的，但不可一次大量生食。前面我们说过的"蔬菜乱炖"尤其适合老年人以及脾胃虚弱的人。

户外运动宜柔和舒展，不宜过于剧烈，尤其不宜大汗淋漓，这样会使趋于内闭的毛窍重新打开，损伤阳气。

情志舒畅而平和内敛，使精气内藏，不宜过于张扬，更不宜过于忧虑焦躁。秋收秋敛是从身体到精神整体的过程。

2015 年 10 月 24 日 10：10

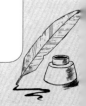

微中医 *176*

服/食/膏/滋/的/注/意/事/项

这些日子每天都有人来开膏滋方，大多数适合服食膏滋，但也有些人确实不宜。

一般来说，膏滋适宜于各种体虚以及各种慢性病的调理。对于一些体质壮实的人，即使是慢性病，还是应该尽量依靠自身的修复能力去战胜疾病，不宜过于依赖药物，尤其是膏滋剂这样缓慢调理的药物。

但对于女性，尤其是一部分四十岁左右的女性，因为生活安逸，生育减少，反而有许多妇科疾病，有些人是适宜膏滋调理的。我认为四十岁以后的女性若有病则每年两料膏滋，若无病则每年冬末春初吃一料膏滋，进行行气活血、疏肝健脾的调理。为预防一些慢性妇科病，顺利度过更年期，这样做有一定积极意义。

服食膏滋，饮食宜清淡，不可过于油腻，亦需注意不吃或少吃生冷辛辣之物。

膏滋宜在饭后一小时用温水调服。此时既不是空腹，又不是饱腹，膏滋入胃后既不会给胃增加额外负担，又不会滋腻碍胃影响消化吸收。

今天有位朋友说，我们医院熬制的膏滋，她不到十天吃了一盒，问我怎么吃合适。我说，一盒大约以服食半月为宜。膏滋调病重在慢。慢性病急不得，你拿膏滋当饭吃不合适，病情恢复也得需要一个过程。

2015 年 10 月 26 日 21：22：34

微中医 177

崩 / 漏

　　崩漏，中医指女性月经量多。正常月经 3～5 天，出血 100 毫升左右。但有的月经量多如注，势如山崩，因其经血量多，故而称之为"崩"；也有的每天量不是很多，但持续时间长，如屋漏之水，滴滴哒哒、渐渐沥沥，称之为"漏"。

　　"崩漏"的发生主要是血热和脾虚这两个方面的原因。导致血热的因素主要有久食辛辣食物，燥热内生；肝气郁结，气郁化火；外界邪热入里等。这些燥热邪气深入血分，热性燥烈，动而不居，迫血妄行，到行经之时，当止不止，持续流血，就会发生崩漏。

　　脾气对正常的血液运行有一种约束、统摄的作用，当泻则泻，当止则止。如果脾气虚弱，统摄无力，月经到了应该停止的时候就停不下来了。

　　对血热引起的崩漏，首先应该凉血，使"沸腾"的血液冷静下来。再往上说，追根寻源，好吃辣者须忌食辛辣，易动怒者须稳定情绪，若外感邪热则及时清散，这样没了火热的根源，血自然也就凉下来了。中成药加味逍遥丸、知柏地黄丸，中药小蓟、藕节、竹叶、侧柏叶、白茅根等，都有很好的凉血止血功效。按中医辨证治疗，经前则清热凉血，行经后数日量仍多则凉血止血，经后则凉血养血。

　　治疗脾虚，重点就在健脾益气，增强脾的统摄能力。经前补气固摄，行经后补气止血，经后健脾益气养血。可辨证应用

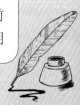

补中益气丸、归脾丸、十全大补丸、乌鸡白凤丸等。

偶然一次量多，可以不必在意，但连续几次量多，身上失血过多，经后补养不及，在失血的同时气随血脱，时间长了，渐渐成慢性的虚劳证，其治疗就很麻烦了。

2015 年 10 月 27 日 21：23：05

微中医 *178*

月/经/量/少

与崩漏相反，月经量少是每次来时虽能如期而至，但量少，有的甚至只是见到一点点红。

冲脉主月经，冲为"血海"，好比水库。水库里蓄水多，放水的闸门灵便好用，该放水则放水，该关闸则关闸，这是正常生理规律。但是如果在一些因素作用下这个系统功能出现紊乱，就出毛病了。这些因素大致有以下几种：

一是流产。人在受孕之后，全身五脏六腑、气血津液，都投入到一种为胎儿顺利成长做积极准备的状态中，但突然胎儿没了，各个脏腑一下子被"闪"了，无法正常运化气血，所以月经无血可行，水库里无法蓄水，虽然下雨不少，但还是蓄不起水来，所以水少了。

二是焦虑。现在的年轻人过日子互相攀比，心里总也不满足，长期处于焦虑状态，心神不安定，肝气不舒展，脾气不升降，气机郁滞，整个系统功能紊乱，指挥不灵，水库虽有水也不能正常放水。

三是体虚。素日体质孱弱，气血亏虚，无血可行。这是日久天旱，水库无水。

四是缺乏运动。现在的年轻人喜欢运动的少。早晚出来锻炼的多是中老年人。年轻人资本雄厚啊，晚上熬夜，早晨不起，日久气血运行不畅，水库虽有水，但闸门锈迹斑斑，打不开了。

治疗的方法自然是辨证论治，以上几种情况治疗用药各不相同：有的需要增加蓄水，等待老天下雨；有的需要修理闸门，所以需要请医生详细辨证用药。切记，保持精神舒畅、心态平和以及积极参加户外活动是预防和治疗一切疾病的首要保障，对于月经量少者更应该如此。

2015 年 10 月 28 日 21：12：32

微中医 *179*

月/经/先/期

月经在天癸的作用下，心、肝、脾、肾、冲脉、带脉、任脉共同作用配合，一月一行，如月之盈亏、潮之有信，所以称之为"月经"，也叫"潮汛""来潮"等。如果脏腑功能失调，经期紊乱，则是病象，轻则出现身体诸多不适，重则影响孕育。

经期紊乱，不外先期、后期和先后不定期。

月经先期，是未至行经时而行经，轻者提前 3 ～ 5 天，重则十天半月，一月二次。

月经先期多与月经量多合并而至，究其原因，主要与脾虚摄控无力和血热迫血妄行有关。

脾虚，多伴随有乏力、困倦，面色萎黄，肢体困重等。治疗重在健脾益气，增强脾气的调摄控制能力。常用药物有补中益气丸、归脾丸、十全大补丸、八珍益母丸等，中药常用黄芪、柴胡、党参、当归、升麻、炒白芍、杜仲、川续断、阿胶等，减少血流量可用仙鹤草、蒲黄炭、煅牡蛎等。

血热，迫血妄行，常见出血量多，血色鲜红，伴有面色红赤、烦躁、口干等。治疗首先要查清邪热来源，探本求原，抓住根本原因。但在血行量多时应急则治标，先从速止血，不然出血量大，气随血脱，容易发生气脱亡阳重证。凉血止血常用生侧柏叶、小蓟、地榆、牡丹皮、生地黄、黄柏、三七等。

血热还有一个问题——热可伤阴，阴血为邪热煎熬，易稠厚而化生瘀血。所以在治疗血热月经先期时，需时刻注意在凉血止血的同时还要凉血化瘀，不要单纯一味凉血，否则会加重瘀血。

2015 年 10 月 30 日 21：24：51

微中医 *180*

月 / 经 / 后 / 期

月经后期也不少见，多是延后三五日，甚至是十几日、二月一行。这个需要注意与并月、季经等区别。

并月、季经是指正常情况下，身体无其他不适，月经每二月一行或三月一行。也有一年一行，甚至有终生无月经，而照常怀孕生子的，这都是正常的。

月经后期属于脾虚无力推动血行者，伴有乏力、面色虚浮、经色淡、量少或多。前面我们说脾虚导致月经先期是因为统摄无力，那么脾虚导致月经后期又是什么原因呢？我们知道气能行血，血液在脉管中的正常运行需要气推动，如果脾气虚弱，除了统摄无力外，对血推动也很无力，所以月经当行不行。这是一个原因导致的两个不同方面。

属于血虚者，是血海空虚，无血可行。就好比水库无水如何开闸放水？此时多伴有血虚的表现，如头晕、乏力、面色萎黄、失眠多梦等。

属于血瘀者，是经脉血行不畅，运行涩滞而当行不行。这就好比水库有水，但闸门年久失修，运转不灵，应该提闸放水的时候，闸门提不起来了。这时多伴有瘀血的表现，如面色紫暗、行经腹痛等。

如果是胞宫受寒，寒邪凝滞，就好像是水库的水被寒冷的天气冻住了、结冰了，这个时候水库的水也是放不出来的。此时多伴有腹痛，腹部喜欢温热，经热敷后会舒服很多。

治疗时需要针对不同情况应用不同的治疗方法，所用药物各不相同。强调一点：尤其是年轻女性，在经前、经期务必吃热乎，穿暖和，无论是虚是瘀还是寒，小腹的保温都是最重要的。

2015 年 11 月 1 日 21：17：53

微中医 *181*

月／经／愆／期

　　愆期，是先后不定期，这月早了，下月晚了，没个准日子，多伴有烦躁、经前乳房胀痛、经行不畅、有瘀块，这种情况多与肝气郁结、情志不畅有关。

　　肝为"血海"，月经应期而至还与肝气的疏泄有密切关系。肝气不舒，气机郁滞，"血海"盈亏失度，所以，月经先后不定期。

　　月经愆期还与瘀血有关，胞宫瘀血，血行不畅，也可导致愆期。这个瘀血又与气滞的联系非常密切，虽然理论上可以分开来说，但在现实中气滞和血瘀往往会相互夹杂。因为气为血之帅，气行则血行，气滞则血瘀。

　　治疗愆期，逍遥丸是最常用的方剂，也是最有效的方剂，轻症可单服逍遥丸，重症可改用汤剂，气滞重者重用柴胡，加香附；血瘀明显者加桃仁、红花；经前乳房胀痛加王不留行、夏枯草。

2015 年 11 月 3 日 21：14：49

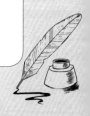

微中医 *182*

痛/经

痛经多见于未婚女孩，大多数在结婚生子后痛经会明显缓解或消失，但也有少数生小孩后痛经没有缓解，甚至加重。

痛经的原因有很多，有虚有实，有寒有热，但最基本的病因是瘀血——瘀血痹阻胞宫，血行不畅，不通则痛。

治疗则需审因论治，虚则补之，实则泻之，寒者则须温经散寒，通经止痛；热者则清热泻火，凉血活血。用药时机以经前一周左右为佳，如果是虚性痛经，就应该坚持服药一段时间，而不论经前经后。

痛经发生时，患者痛苦难耐，可以针刺或艾灸至阴、三阴交、足三里等穴。

另常用一个验方"痛经散"，药物组成有吴茱萸、桂枝、川芎、延胡索、细辛、乌药，共研细末，经前用白酒少许调成糊状，把肚脐用温水洗净，将药糊适量涂于脐中，胶布覆盖，24小时后换药，至疼痛消失停用。

前面在月经后期中说过女性注意小腹保暖很重要的，还有经前饮食一定避免寒凉，做到穿暖和，吃热乎！！

2015 年 11 月 4 日 21：07：19

微中医 *183*

手/足/逆/冷

入秋以来，常有患者来说，每年秋后开始手脚发凉，现在又开始冷了。

手足凉，中医称之为"厥证""厥冷""逆冷"，这都是指手足发凉。这个凉主要是患者自己的感觉，大多数人手摸上去也是凉的。

"厥证"是一种较为复杂的病症。而单纯的手足凉，在中老年人，多是因为阳气不足不能温煦；年轻人则多是气虚郁滞或气血虚弱不能温达四末所致。严重患者的手脚早早地就会出现冻疮。

中老年人随着年龄的增长阳气日渐衰微，入秋后身体阳气内敛，虚弱的阳气不能温养四肢，又兼秋后气温降低，所以手足开始冷了。不严重的，用金匮肾气丸是不错的；稍重些的，可以用熟附子、桂枝、杜仲、川续断、巴戟天、白术、熟地黄、山药等。同时注意保暖，睡前用热水烫脚，足底按摩，这些方法也都有效。

年轻人的手足逆冷，一部分是因为气血虚弱，多数则是因为缺乏运动。缺乏运动的机体虽然年轻体壮，但因为运动不足，就好比一辆新车久不使用，各个零部件之间连接不灵便，使用起来不如跑惯的车好使。所以在这种情况下一定不能过分依赖药物，要积极开展合适的体育运动，让周身的气血活跃起来，自然就能够布散全身，温暖全身。

　　预防手部冻疮最好的办法是穿袖口宽松、保暖的衣服，还可以每晚用花椒煮水烫手。当归四逆汤有很好地预防和治疗冻疮的功效，不妨一试：当归 12g，桂枝 10g，细辛 6g，白芍 12g，炙甘草 10g，通草 10g，大枣 5 个。水煎服。

2015 年 11 月 5 日 21：33：20

微中医 *184*

冬 / 日 / 感 / 冒

后天立冬，所以这场雨还是秋雨。淅淅沥沥的寒雨下了两天。天气预报说明天还有。

麦苗说：这场雨下得晚了些，若在秋分后，我们发芽会更健壮、更整齐……

大树说：这场雨……还行，根底下有了水，好过冬……

秋虫说：早晚都得下，早晚都得藏……

老天爷说：不早不晚，正是时候，后天立冬，不然拿什么给人们点冬的滋味？

我们说：该来的就来吧，早了晚了，下雨下雪，我们说了不算。既来之则安之，既来之则顺之，只是这一场秋雨一场寒，天是越来越冷了，冬天的脚步声已经在家门口响起来了。

这时候的冷已经比不得秋天的凉了，这时候我们身体已经开始做好耐寒的准备，但是突然变天还是让有些人猝不及防，如果没有及时添加衣服，寒冷邪气侵袭身体就出现打喷嚏、流清涕、咳嗽等感冒症状。

早期感冒，寒邪还在体表的时候，一定要辛温发散，让邪气从哪里来就从哪里出去。我们的"厨中十全翡翠汤"重用葱根、香菜、生姜、白菜，趁热喝一大碗，发一点小汗（注意：不能大发汗），休息一天就会好。

感冒后咳嗽还是要注意发散，然后宣肺止咳，若入里化热则应清热止咳。方用人参败毒散，痰多加半夏、陈皮、茯苓；

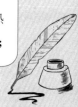

黄痰加桑白皮、瓜蒌。

老年人尤其注意防寒，这个时候的一次意外感冒可能会使旧病复发或加重。

体质壮实的小朋友，还是不要穿过于厚重的衣服，不要戴过暖的帽子。保暖越好，越容易感冒，因为小家伙们喜欢蹦跳，穿暖和了容易出汗，出汗就想脱衣摘帽，这样反而容易染上感冒。

2015 年 11 月 6 日 21∶09∶11

微中医 *185*

立/冬

立冬，第十九个节气，太阳黄经 225°。从今天开始，正式进入冬季，在我国北方大部分地区"水始冰，地始冻"。今天看新闻，东北地区已经下雪了。

"冬"也有"终"的含义，各种农作物的收获已经结束，不日即将大雪封门，人们进入"冬闲"时节。在过去，冬天真是"闲"日子，家家大人孩子蹲在热炕头上，所以还有"猫冬"的说法。

现在的冬天虽然还冷，虽然还下雪（去年就没怎么下），但"冬闲"没有了，"猫冬"不可能了。上高中的孩子依旧早晨 5 点起床，晚上 10 点回家；环卫工人也依旧每天和高中生们一起上班；上班族也从没有冬天不上班的想法；不上班的农民在收拾完地里的庄稼，也好歹再找点活干干，不管挣多挣少，多少挣点……

逼人的寒气无孔不入，虽然你有密闭的门窗、空调、暖气，你可以把室内温度提高，但你还是左右不了大自然，你也不可能总不出门。

出门就得防寒。除了厚衣重裘，重要的还是自身内在的防寒能力，也就是身体阳气的强盛。

自身阳气的强盛还是靠平日养护，饮食调养。春日及时抒发，夏日不过耗用，秋日应时收敛，到冬日阳气充沛，自会抗御寒邪。

　　食物的调补——肉类中以羊肉为首选，另外鸽子肉、鸡肉也有很好的温补作用；小米、地瓜、玉米、黄豆也都是温性；干果中的大枣、核桃、花生、芝麻、枸杞子等，也宜用于温补。冬日饮食总以温润为宜，不可寒凉，亦不可温燥，寒凉伤阳，温燥伤阴，冬日阴阳俱宜闭藏，不能轻易扰动。

　　运动宜轻缓舒展，不可过于剧烈，以无汗为度。

　　老年人在温和无风的时候，从上午 10 点到下午 3 点左右，应该出来在无风处晒晒太阳，以增加自身阳气。

2015 年 11 月 8 日 20∶45∶11

微中医 *186*

说/"寒"

寒为六气之一，寒邪为六淫之一。

寒为冬季之主气，但非独冬有寒气，一年四季皆有寒气，唯冬为甚耳。

冬日之寒气使人肌肤固密，阳气内藏而不泄。适时适量之冬日寒气可强人机体，固人阳气。

若寒气过甚或养护失宜，伤于寒邪，则是伤寒。

寒邪为阴邪，伤人阳气。伤寒后，阳气为寒邪所困束郁闭，如江河结冰，水势阻遏不行；在人体则气血凝涩，不能温煦，而出现身体冷痛、困倦、寒战。

寒邪性质凝滞。正如江河湖海，夏日汹涌澎湃，一泻千里，入冬则涩滞不行，渐至结冰深厚；寒邪伤人则使气血涩滞不畅，甚而郁阻不行，出现疼痛、畏寒喜温、结聚、癥瘕。

寒邪性质收引。夏日炎热之时，人喜袒胸露腹，四肢伸张，而冬日寒气隆盛，则拘急挛缩。大雪纷纷之时，熟人相见，都瑟瑟发抖，抱臂耸肩地道声"好冷啊"，而不是开怀张臂地道"冷啊"。此为寒邪收引之明证也。

寒性如此，乃天道也。为避寒邪所伤，唯顺从一法。顺从之法，非逆来顺受，被动受之，而是主动迎之，坦然纳之。除增衣防寒、食温避寒外，精神内守、寡欲戒妄、打坐导引皆养阳御寒之大法也。

2015 年 11 月 9 日 21：50：14

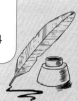

微中医 *187*

冬／日／养／肾

肾应冬季。冬季寒气盛,万物凋零,虫兽蛰藏。在冬天,肾也应顺乎天时,以闭藏蛰伏为要。

其实,从肾脏本身的特点说,肾气也是要经常闭藏固密的。肾在人体中称为"先天之本",这是因为肾主藏精,主生殖发育。肾中精气是生发这个机体的根本,若没有肾精就无所谓人身,也就没有这个机体,便什么也没有了。所以肾是人的先天之本。

既有人身,便生后天。后天也就是我们一切的生理活动,这些生理活动也依赖肾精不断地滋养才能成长壮大。肾精,从功能上看,分肾阴和肾阳,肾阴主管人一身的阴气;肾阳主管人一身的阳气。

这就是个总管,也是家长。这个总管,这个家长,需要神定气闲,不可忙乱。如果一个总管什么事都事必躬亲,那么这个局面十有八九要乱;如果一个家家长常年在外,家里老人体弱,妻子孤单,儿女失恃,那么这个家早晚也会出问题。

所以,肾气在冬日宜闭藏固密。如何闭藏固密呢?《素问》说:"冬三月,此谓闭藏,水冰地坼,无扰乎阳。早卧晚起,必待日光,使志若伏若匿,若有私意,若已有得,去寒就温,无泄皮肤,使气亟夺,此冬气之应,养藏之道也。"明天我们详细讨论这段经文。

2015 年 11 月 10 日 21：02：22

微中医 188

冬 / 藏

"冬三月，此谓闭藏，水冰地坼，无扰乎阳"：从立冬到立春，六个节气，三个月，这是闭藏的时候。闭，是关闭，关闭腠理，关闭毛窍，使寒邪没有地方能够侵入我们的身体。藏，是藏敛，藏敛阳气。为什么要藏敛阳气呢？因为寒为阴邪，伤人阳气。冬天寒气重，如果你不藏敛阳气，阳气为寒邪所伤，来春你拿什么升发？水结冰，地封冻，大地都处于这种闭藏、藏敛的状态，就是为了不要扰动伤损阳气。

"早卧晚起，必待日光"：晚上早睡，早上晚起，你一定要等到太阳升起的时候才能出户外活动。冬日寒气重，夜间寒气重，那么冬日的夜间寒气更重。太阳升起，阳气布散大地，驱散寒气，所以要等太阳升起后才能外出活动。一些退休的老人早晨四五点就起来锻炼，但在冬天这真的不合适，此时应该"必待日光"！

"使志若伏若匿，若有私意，若已有得"：说的是精神的藏敛。让自己的意志藏伏起来，不再妄想妄动，好像是得到极好的一个宝贝，不要让人看见，不要向人炫耀，这样精神意志深藏伏匿，阳气也就闭藏不泻了。

"去寒就温，无泻皮肤，使气亟夺"：避寒向温，不要使皮肤裸露，更不要轻易出汗。裸露皮肤，寒气会直伤阳气；至于出汗，一是汗出须得阳气推动，二是出汗则毛窍开放，都伤人阳气。所以裸露皮肤和出汗都是"泻"皮肤，都会使阳气损耗。

亟：经常，屡次；夺：伤害，耗损。

"此冬气之应，养藏之道也"：这就是顺应冬天藏敛养护阳气的法则。

如果不注意这些，在冬天里没有好好闭藏藏敛，伤损了阳气，会有什么结果呢？

"逆之则伤肾，春为痿厥，奉生者少。"这就是结果。违背了自然规律，伤了阳气就伤了肾，肾伤了，来春阳气虚弱，无力升发，筋骨痿弱，也没有用以升发新生的阳气，好比一个家庭，既无隔夜之粮，又无投资之本，拿什么去养活一家人呢？问题很严重的哦！

2015 年 11 月 11 日 20∶22∶29

微中医 *189*

金/匮/肾/气/丸

　　前面说，冬日补肾最主要的是藏敛肾气，养护阳气。但对于已经有些肾虚的人来说，适当吃点补肾药还是有必要的。补肾莫过金匮肾气丸和六味地黄丸。

　　先说金匮肾气丸。金匮肾气丸是张仲景老先生的名方，由附子、桂枝、熟地黄、山茱萸、山药、茯苓、泽泻、牡丹皮八味药组成，是温补肾阳的基础方。

　　中医讲"春夏养阳，秋冬养阴"，现在是冬季，应该以养阴为主，但是阴阳是不可分离的，养阴不可不考虑到阳，所以金匮肾气丸在冬天运用也是必要的，只是其用法用量有些不同。

　　既然金匮肾气丸是温补的方子，我们在上面说了那么多冬日要闭藏、要收敛、不要妄动等等，那么吃了金匮肾气丸，是不是会妨碍肾气的闭藏呢？不会的，关键是量和服药时机。

　　量要少。一般现在的浓缩丸常规量一次吃 8～10 粒，可以减量每次吃 3～5 粒，这样只是一种微微地温补，使阳气得到补益，而不至于扰动阳气。

　　时机要准。冬日的早晨，阳气顺从自然规律，也还是要升发的，只是远远不如夏日升发强烈，所以在早晨适当服用少量金匮肾气丸是有一定好处的。

　　2015 年 11 月 12 日 21：11：09

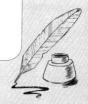

微中医 190

六 / 味 / 地 / 黄 / 丸

六味地黄丸主补肾阴。根据中医"秋冬养阴"的原则，秋后至立春是吃六味地黄丸滋补肾阴的大好时机。

六味地黄丸就是金匮肾气丸去掉了温补的附子、桂枝。这样这个方子就从一个温补肾阳的药转为滋补肾阴的药了。

并不是所有人都适宜吃六味地黄丸。在门诊，常有年轻人过来说在某某医生那里号脉，说自己肾虚。其实，一般情况下，人只有在 40 岁之后，才会有肾虚的表现，也就是《黄帝内经》说的"人过四十，阴气自半"。

根据阴阳互根互生的道理，可以在服用六味地黄丸的同时服用金匮肾气丸。但是季节不同，二者的比例也不同。

冬季养阴，早晨六味地黄丸：金匮肾气丸 =5：2，晚上二者比例为 5：1。这是取阳气化生阴气的意思，而不是补阳。

春夏养阳，那就要早晨六味地黄丸：金匮肾气丸 =1：5，晚上 3：2。这是取阳气生成必须依赖物质基础之意，所以补阳要用补阴的药，但主次有所区别。

这是指现在的浓缩丸，如果是大蜜丸，也可以掰开来吃。以上这个养阴和养阳的比例也只是个示例，最关键的还是要把握阴阳的关系，根据每个人不同的体质，可以有不同的变化，然后根据自己服药后的感觉去调整。

2015 年 11 月 13 日 20：59：32

微中医 191

肾 / 虚——肾 / 气 / 虚

肾虚是个笼统的概念，应该进一步区分是气虚、阴虚，还是阳虚。

先说肾气虚。肾气，主要是指肾的功能活动。肾的功能活动不足就是肾气虚，这是肾虚中比较轻微的一种情况。

肾的哪些功能不足了呢？主要是肾的固摄、封藏功能。肾的固摄、封藏，反映在对人的小便、精液、女子带下、胎孕等管理方面，当排即排，当止则止，应该稳固的不能松动。如小便，膀胱充盈后就去排泄，排完了就是排完了。但老年人肾气虚弱，小便充盈后想排还排不痛快，感觉排干净了结果还滴沥不净。

我清楚地记得，读高中的时候，学校办专业班，我学的是卫生，去纸坊村卫生室实习，那个村卫生室有位我们当地很有名的老中医——曹先生。一次，听曹先生给一位患者解释病情，说了一段话："年轻人肾气旺，小便的时候有劲得多；老年人，肾气虚弱了，小便不利索，有时候觉得尿完了，提上裤子了，结果又尿出一些。所以老年人的身上总是有尿骚味。"这就是肾气虚弱最常见的一种现象。

还有，比较多见的是男性遗精早泄类问题，女性白带量多、滑胎等也多是肾虚固摄无力的表现。

腰为肾之府，是肾的家，所以肾虚最常见的表现还有腰疼。这种腰疼不同于腰椎间盘突出所致的腰疼，做 CT 一般是没有

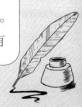

异常改变的，只有腰肌的酸软无力，有时整个下肢也同样会酸软无力。

　　治疗肾虚，除了金匮肾气丸外，适当的中药治疗也很有效，需要辨证处方。另外，对于年轻人，节欲是很重要的，不可放纵自己，耗损肾精，伤伐肾气。

2015 年 11 月 15 日 21：03：34

微中医 *192*

肾/虚——肾/阳/虚

　　肾阳虚和肾气虚性质相同，只是程度不同。肾气虚轻，肾阳虚重，气虚为阳虚之渐，阳虚为气虚之甚。就好比一各火炉，炉火正旺时，气也不虚，阳也不亏；燃烧到一定程度，火力小了，虽然也还能烧开水、做熟饭，但慢多了，如果用来煮水饺，大约会煮成一锅粥，这是气虚；继续冷下去，虽然火还没熄灭，还有些红的火炭，但是烧不开水，也煮不熟饭了，这就是阳虚。

　　气虚是功能不足，阳虚是在功能不足的情况下，加上寒冷的表现。因为，阳虚则阴胜，就好像炉火很微弱不能取暖了，人觉得身上怕冷，体内阳气不足不能温煦，阴寒内胜，全身出现畏寒怕冷，腰膝冷痛，晚上暖不过脚来，面色虚白，男子阳痿早泄，女子宫寒不孕，久泻不止，泻下不消化食物等症状。

　　肾气虚、肾阳虚多是年龄因素居多，若在早期积极治疗有一定的延缓和恢复作用，但若年老肾衰者，如同炉火将熄，是无法重新燃烧了。所以避免肾气虚、肾阳虚过早出现，在年轻时节欲护身，不过劳，不过逸，顺应四时，保精护真，才是真正的养肾之法。

2015 年 11 月 16 日 21：32：15

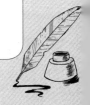

微中医 *193*

肾/虚——肾/阴/虚

气虚、阳虚是功能不足，阴虚是物质不足。阴不足则阳有余，阳有余则热。因此肾阴虚出现腰膝酸软疼痛、头晕、耳鸣、遗精、脱发、消瘦、健忘、烦热不安等。

物质不足的原因，有先天不足，肾阴虚弱；有久病损伤肾阴；有热病伤阴；有情欲妄动，房事不节阴精内损。尤其是后者，在现在比较多见。

滋补肾阴，六味地黄丸是首选，轻者可以直接服用，重者易丸为汤，汤剂药量足，药力猛，对于肾阴亏虚较重或大热后身体阴液亏损严重的，以六味地黄丸变汤，再加麦冬、天门冬、黄精等。

但是，治疗虚证，对气虚、阳虚者，补起来快，对阴虚、血虚者，补起来慢。这是因为气属无形，流动不居，生成易，消耗也快；阴属有形，相对固定，生成慢，消耗也慢。所以肾阴虚的患者不要希求速效。

现在有些阳痿早泄、遗精滑精的患者偏信一些偏方、验方或一些速效壮阳滋补的药物，盲目追求速效，往往一时的速效之后是更为严重的虚损，甚至会危及生命，无异饮鸩止渴，是极不可取的，慎之！慎之！

2015 年 11 月 17 日 21：27：55

微中医 194

脱 发

有一头乌黑亮丽的头发能让人精神焕发；若早生华发或脱落稀疏就会让人心里感到别扭。

"发为血之余"，是指头发依赖血的滋养而生；"肾，其华在发"，头发的浓稀、润枯反映了肾精的强弱。

正常情况下，我们每个人每天大约掉 100 根左右的头发，有时头发会突然大量脱落，时间不久就觉得头发稀了许多，多是因为精血不足，见于产后失血、热病伤阴、焦虑失眠、纵欲过度等。

六味地黄丸是治疗脱发的主要药物。如果有阴虚内热、烦躁不安、盗汗，可用知柏地黄丸；如果伴有视物不清，可用杞菊地黄丸；如果有口干、烦热，可用麦味地黄丸。

我在网上看到一个可以治疗脱发和白发的外用方，前些日子用过，对于脱发有一定疗效，但是白发无甚改变，大约需要较长时间吧。其方药组成：侧柏叶 30g，苦丁茶 15g，霜桑叶 30g。水煎洗头，每次 20 分钟左右。

还有一种脱发是呈片状突然脱落，晚上睡下好好的，早晨起来，枕上许多头发，揽镜一照，发现局部头发完全脱落，露出白花花的头皮来。这是斑秃，俗称"鬼剃头"，多与精神紧张、睡眠不好有关。可用生姜涂擦患处，内服养心安神、补血滋阴类中药，大多都能治愈。

2015 年 11 月 18 日 21：25：42

微中医 *195*

耳/鸣

耳鸣不少见，顾名思义，耳中鸣响，是谓耳鸣。但这个耳中鸣响声音差别很大，有如雷，有如蝉，有如蛙鸣，有如琴箫，有如水潮。

其病因有虚有实。属实者耳鸣如雷如潮，响声大而起病暴急，多见肝郁化火或风热郁结，邪热循经上炎。常有患者说：刚刚生气，一阵火鼓到耳朵里，里面轰轰的，听力明显下降。这就是肝郁化火，治疗用龙胆泻肝丸；若是风热上炎，可用黄连上清丸、栀子清火丸等。

属虚者，多见肾阴亏虚，耳鸣声如蝉如箫，绵长而细弱，起病缓慢。听力多数早期下降不明显，但耳鸣时间长了，听力会下降，治疗还是用六味地黄丸。若兼阴虚火旺用知柏地黄丸；若兼有双目干涩，视物不清，用杞菊地黄丸、麦味地黄丸。

也有气虚耳鸣者，鸣声绵柔而重浊。这是中气下陷，浊气上逆，阻塞耳窍所致。治疗用补中益气丸加菟丝子、葛根。

床上八段锦中有个鸣天鼓，用双手掌根按住外耳，食指压在中指上，用力弹下，振动耳道，有明显的减缓耳鸣的作用，如果坚持做数年、十几年、几十年，可以有效预防耳鸣耳聋的发生。

2015 年 11 月 20 日 21：40：58

微中医 *196*

小 / 雪

　　今天小雪，太阳黄经 240°，天气继续变寒，气温继续下降。小雪，顾名思义，是下雪而不大者也。在我们这里，多数是雨夹雪，往往上午中午下雨，而到下午或傍晚则转为下雪。因为地温尚高，未到封地的时候，所以下雪也是夜冻昼化。

　　今年气温较高，一个夏秋未见雨水，这些日子已经阴雨绵绵二十日，淅淅沥沥的雨从昨天下到现在仍然继续着，看新闻，东北已经下了大雪。

　　这个时候我们身体的阳气已经完全内敛入里，肌表密固不汗，小便增多。因为阳气入里，体内脏腑阳气旺盛，人就容易上火。但是，冬天大家都喜欢吃性质温热的食物御寒，所以此时尤其需要注意饮食不可过于燥热，也不可一次进食过多，否则会上火的。饮食温润，少量常食，才是温补脾胃、御寒防冻的好方法。

　　如果是平日体热的人，因内敛的阳气会增加体内邪热而出现口干、咽痛、烦躁，就需要注意清淡饮食，不可一味强调温补。

　　平日内脏虚弱、阳气不足的人，适当温补是最好不过的，但也要注意不能操之过急。既然体内阳气已经虚弱，也不是一下子就能补回来的，要慢慢来不能急，急了也会上火的。

　　退休在家的老年人晨起锻炼不要过早，前面说过："早睡晚起，必待日光"；有早起习惯的上班族也不妨睡点懒觉，起床后，适量的户外运动不可过于剧烈，更不可大汗。

小雪过后是大雪，大雪后是冬至、小寒、大寒，真正的冬天开始了。

冬天来了，春天还会远吗？

2015 年 11 月 22 日 21：29：47

微中医 *197*

黄芪

　　黄芪是最常用的补气药，味甘，性温。生黄芪口尝有种甜丝丝的滋味，又有种我们这里说的"豆腥"气。

　　临床用的黄芪有生用和蜜炙的不同。生黄芪也补气，补气中有种通利的作用，补而不滞。所以生黄芪用于气虚卫表不固、容易感冒、疮疡久溃不愈、气虚水肿、风寒湿痹证等，这类病都有邪气瘀滞，用生黄芪补气不仅能帮助正气祛邪，而又不会因滋腻而留恋邪气。

　　黄芪用蜂蜜炙炒后作用变得柔和，减弱了通利的作用，增强了补气作用，所以多用于单纯的脾肺气虚、气血虚弱、脏气下垂等。因为炙黄芪通利作用减弱，如果应用不当，就会产生一种滞腻、瘀滞的感觉。所以在用炙黄芪时，须注意用量不可过大，或配伍少许行气的药物。

　　近来有许多中青年女性长期服用黄芪和当归以益气养血、养颜美容。这可是一个名方，叫"当归补血汤"，原方是黄芪一两（30g），当归二钱（6g），主治妇女失血过多而气血两虚。如果长期服用，用量可以减半，以开水冲如茶饮，确有很多好处，这两种药久服也无毒副作用。但是因为这两种药毕竟都是热性的，如果服用过程中出现口干、咽痛等热象，就应该停用或间断服用。

　　大家熟知的玉屏风散是治疗气虚感冒的方子，有黄芪、防风各 3g，炒白术 6g，如同上面的用法可以长期服用，能增强耐寒抗感冒的能力。

2015 年 11 月 23 日 21：56：03

微中医 *198*

人/参

大家都知道人参是个宝贝啊！在我国，人参历来被视为百草之王。

《神农本草经》说："人参，味甘微寒，主补五脏，安精神，定魂魄，止惊悸，除邪气，明目，开心益智。久服，轻身延年。"

《本草纲目》说："治男妇一切虚证，发热自汗，眩晕头痛，反胃吐食，咳疟，滑泻久痢，小便频数淋漓，劳倦内伤，中风中暑，痿痹，吐血，嗽血，下血，血淋，血崩，胎前产后诸病。"

其实，人参就是一味补气药，但是它的补气有两个特点：一是力猛，对于元气虚极欲脱、大汗、大泻、大出血等危急休克之人，用大剂量人参煎汤灌服，有起死回生、挽急救脱的功效；二是可以用于全身各个脏气的气虚，凡气虚引起的倦怠乏力、食少便溏、脏腑脱垂、久咳久泻、失眠多梦等，既可单服，也可配伍其他药物，都有良效。

参类药物是个大家庭，我们常用常见的有如下几种：

野山参：刚说过人参常用常见，其实野山参现在十分稀缺，而且价格昂贵。我从医33年，只见过一棵比小指还细些的，但从没用过。不得不说野山参是正宗的人参。

园参：是人工栽培的，现在用的都是这种。它又分几种：生晒参，直接晒干入药的；红参，用锅蒸过的；糖参，加糖泡过的；大力参、鲜参，在水中稍煮过的。这几种参的作用功效相差不多，我们现在是有什么参就用什么参。

西洋参：产于美国、加拿大，我们东北也有栽培。其性味甘凉，除补气外，还可养阴。

党参：功效同人参，劲小些，可代替人参。

太子参：功效同西洋参，也是劲小些，也可代替人参、西洋参使用。

人参可补虚，但必须确有虚证方可应用，若无虚证或虚实夹杂、实证热证，都不可贪图补益养人而妄用，用之不当，不但无益反而有害。

2015 年 11 月 24 日 21：17：21

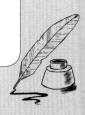

微中医 *199*

当 / 归

当归是最常用的补血药,传统用当归分归头、归身、归尾,现在已不做区分,整个一个"全当归"入药了。

当归为什么叫"当归"呢?李时珍在《本草纲目》中分析说:"古人娶妻要嗣续也,当归调血为女人要药,有思夫之意,故有'当归'之名。"在许多传说中,妻子在家思念出门在外的丈夫,不好意思说出口,古人腼腆啊,哪像现在的年轻人,只好托人捎去当归,意思是我想你了,应该(当)回来(归)了。三国时曹操听说太史慈很有才华,想让他弃吴投魏,便给他写了一封信,里面放了一些当归,意思很明白,但太史慈没听他的。总之都是喻人回归之意。

当归补血与回归没有一点联系。也不知当时是怎么回事,无可查考了。叫了许多年了,依然是"补血圣药",补血中又有行血之性,所以补血不滞血,行血不伤血,举凡各类血虚之证,无不可用,用无不效。

当归质润,气味芳香,又能润肤祛风,可用于老年人血虚肤燥瘙痒不已,可单用当归30g,水煎服。

老年人肠道枯涩,大便不畅,当归30g,肉苁蓉30g,二者水煎服,有温阳助运、润肠通便的作用。有些便秘的老年人习惯用番泻叶,这方法不妥,番泻叶苦寒伤阳,久用败坏脾胃,越用量越大。远不如上面的方子,通利大便而不伤正气。

当归还能美容哦，久服能使肌肤红润，这也归功于它的补血作用，血足自然气色佳美。

2015 年 11 月 25 日 21：32：56

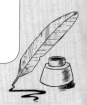

微中医 *200*

生/地/黄、熟/地/黄

生地黄在我们这山区很常见，春天里，田边路旁，翠绿似菠菜的叶，初夏开出淡紫色像喇叭一样的花，俗称"喝（hā）壶酒棵"。

生地黄在《神农本草经》中是上品，可以食用，但我们这里好像瞧不上这个东西，很少有人食用。我曾经挖出它的根嚼过，有生地黄的甜味，但根瘦而枯长，远不及药用的肥润粗大，这可能是土壤的关系吧。

生地黄气味甘苦寒，能清热凉血、养阴生津。可用于治疗发热，口干口渴，各种出血，糖尿病等。慢性膀胱炎，尿涩尿痛，有时血尿，可用鲜生地黄、鲜竹叶、鲜车前草、鲜侧柏叶煎水常服，久服可除病根。

熟地黄是生地黄用黄酒蒸熟，晾干入药。传统的制法是"九蒸九晒"，不知现在还是否如古法炮制？生地黄性寒凉，而熟地黄经酒蒸煮后性质变为温性，作用也由凉血而变为补血滋阴，是治疗肾阴虚的必用药物。六味地黄丸的主药就是熟地黄。

生地黄、熟地黄都性质滋腻，不好消化，脾胃虚弱者不宜多用久用，若用须配伍补气行气的药，以免影响脾胃消化。

2015 年 11 月 26 日 21：41：36

微中医 *201*

山/药

　　山药最早叫薯蓣，唐朝唐代宗叫李预，薯蓣这个草木之物不能和皇帝同名，就把薯蓣改叫薯药；后来又有个北宋宋英宗叫赵曙，于是薯药就成了今天的山药。过去的皇帝也霸道呵，人家叫了一千年的名字说改就改。

　　土豆、地瓜、山药都是土中生长，但土豆、地瓜在土中团生，而山药直向下生长，长的可达一米。这么想来，山药最得地气，得深层地气，较土豆、地瓜更具土地的淳厚之气，所以山药最能健脾，而且补肾。六味地黄丸的三补之一就是山药。因土性敦厚，性不急烈，山药味甘性平，最是柔和，以之治病，须缓慢见效，一旦起效，效果也是巩固而持久。

　　下面有几个小验方：

　　治脾虚腹泻：山药二份，莲子肉、芡实各一份，研细末，开水冲服，或做粥服，或蒸熟食用。

　　治肾虚遗精方：山药、芡实、麦冬各 15g，人参 10g，五味子 3g，水煎服。

　　治糖尿病方：山药 30g，黄连 6g，水煎煮，去黄连，喝汤，吃山药。可以作为糖尿病的一种辅助治疗。

　　鲜山药捣烂如泥，敷于患处，干即换过，可治冻疮。另加蓖麻仁同捣，可治各种无名肿毒、结节。

　　冬天，切几段山药，半斤豆腐，放几片猪肉，一把花生，一点海带，几个红枣，砂锅慢慢炖了，热腾腾端上餐桌，嗨嗨，还有一壶老白干……

2015 年 11 月 29 日 20：35：49

微中医 *202*

阿 / 胶

据称，阿胶是中药中最讲究道地性的药材，我们山东平阴东阿镇、江西景德镇和四川茅台镇并称中国三大传统特产名镇。阿胶的应用史已有三千余年，在我国最早的中药学专著《神农本草经》中即有明确记载，张仲景《伤寒论》中也有使用阿胶的方剂。

阿胶性味甘平，功效补血、滋阴、止血，可用于各类血虚、阴虚、出血。"女子以血为先天"是说女子的经、孕都是以血为物质基础的，因此妇科疾病中血虚、阴虚、出血等病用阿胶较多，但不是说只有女子才可以用阿胶，其实男子血虚、阴虚也是可以应用的。

现在阿胶很"热"。除了治病以外，还用于女性美容、延缓衰老，各类阿胶糕、阿胶浆等甚是火爆。

阿胶确有补血养阴的功效，对于血虚体质的人若长期服用，有改善病症增强体质的作用；对于有慢性病的人，也有扶助正气、增强抗病能力的作用。但是阿胶毕竟只是一种补血药物而已，单纯食用阿胶，其补血养阴功效也不是速效的，需要我们整体调理。

现在正牌的东阿阿胶价格过于昂贵，一般老百姓难以坚持服用，倒不如每日买个猪蹄慢慢炖烂，这也是一锅不错的猪蹄胶呢，不仅能补血养阴，也可解馋，而且价廉物美，何乐而不为呢？

2015 年 11 月 30 日 21：18：32

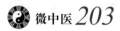 微中医203

大 / 枣

据考，大枣在我国栽培食用已有八千年的历史。以其甘甜滋润，补益和缓，药食两用，深得大家喜爱，所以大枣有"百果之王"的美誉。

大枣种类繁多，形状有大的、小的、长的、圆的，以产地分类，我们山东的宁阳枣、乐陵枣、枣庄枣，山西的稷山板枣、太谷壶瓶枣，新疆的阿克苏红枣、和田红枣等，这些都是枣中佳品。在开方用枣做药引时，常有人问："用长红枣还是圆铃枣？"我说："都行，因为凡枣都有枣性，不过一般传统用枣做药引的是用圆铃枣。"

枣性甘温，性质和缓，虽能滋阴温阳，养血安神，但药性和缓，少有以枣为主药的。治脏躁证的甘麦大枣汤也是以小麦为主，大枣为辅。对于气血虚弱、脾胃虚寒者，可以在煮粥、煲汤时适当加上几个大枣，或少量生食，或加银耳煮熟食用，都有很好的补益作用，但须久服方可见效。贫血患者可加黄芪10g，炖熟，食枣喝汤，比吃当归补血汤要适口许多。

因为大枣的性质和缓，所以在许多中医方剂中，它作为一种调和剂可以缓和某些药物的峻烈之性，这样配伍既能治病，又不伤正气。中医看病开方让你加3个大枣做药引，多是这个作用。

大枣的食用方法很多，这里不再赘述。大枣毕竟温热滋补，若是湿热体质或胃有湿热瘀滞、口臭、舌苔黄厚、腹部胀满、大便干结者，还是少吃或不吃为好。

2015 年 12 月 2 日 22：06：58

微中医 *204*

蜂/蜜

今天很意外地听到一位患者说，蜂蜜久食会伤人元气，我还没来得及详细询问这句话的出处他就走了。不知诸位是否听说过类似的话，这里我很郑重地说："这句话是没有道理的。"

先从古典医籍说起。《神农本草经》中说石蜜（蜂蜜）"主心腹邪气，诸惊痫痉，安五脏，诸不足，益气补中，止痛解毒，除众病，和百药，久服，强志轻身，不饥不老"。《本草纲目》中说："蜂蜜入药之功有五：清热也，补中也，解毒也，润燥也，止痛也。"这些都没有提到伤人元气。

再从现代科学的角度看，蜂蜜的主要成分是果糖和葡萄糖，其他成分包括维生素、无机盐、微量元素、各种酶类等，共180余种成分。花源不同，其各类成分多少有异，但基本都是无毒无害的。在现实生活中，也没听说因食用蜂蜜中毒或身体受到伤害的。

所以，食用蜂蜜不但不伤人元气，反而对我们的身体极其有益，李时珍说到的五种药效都真实可靠。一般人长期食用蜂蜜都能强身健体；身体虚弱者或各类慢性病患者坚持服食蜂蜜，也会有增强体质、改善生活质量的作用。

糖尿病患者不宜食蜜。但是如果糖尿病患者在很好地控制饮食的前提下，每天适当服用一定量（作为食物的一部分）的蜂蜜也是有一定益处的。蜂王浆对糖尿病患者是有益的。

　　毕竟蜂蜜性质甘甜滋腻，体质肥胖、湿热瘀滞的人则不宜食用。若想食用甘甜可口的蜂蜜，那就先把体重减下来吧。

2015 年 12 月 3 日 21：50：51

微中医 *205*

甘 / 草

甘草恐怕是大家最熟悉的中药吧？绝大多数中医方子中都有甘草。

甘草最常用、最基本的功效是调和诸药。怎么调和呢？因为甘草味甘性平，又有解百毒的作用，所以在各类方剂中用甘草能够解除一些药物的毒性，又能够缓和一些药物的偏性，比如过凉、过温、过燥等。甘草能够解除或缓和这些不良作用，保证药方发挥正常的治疗作用。

这就比如一个国家中有这么个人物，他德高望重，但不一定有实权，不过大家有事都喜欢和他商量，无论什么性格、脾气的人和他都能聊得来，他能起到皇帝起不到的作用，于是大家尊称他为"国老"。对了，甘草有一个名字就叫"国老"，就是因为甘草在中医方子中犹如"国老"一般。

其实甘草还是一味很好的补中益气药，能补益心气，治疗心慌心悸等，如张仲景的炙甘草汤、桂枝甘草汤等。

甘草还可解诸毒，诸如中药的毒、虫蛇毒、身体的火热毒、各种食物中毒，在没有很好的解毒方法时，可用甘草和绿豆煎汤喝。

甘草虽能调和诸药，但也不是什么方子都能用，想用多少用多少。中药有"十八反"，其中就有甘草反海藻、大戟、芫花、甘遂，所以甘草不能和海藻等一起用。另外，甘草性质甘缓，有助湿气、生壅滞的特点，对于水肿患者不宜应用，一般

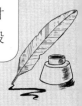

人也不宜长期服用。

　　甘草和金银花泡水能治咽炎，但其中甘草用量也要少些，不可长久服用，久用有可能产生水肿。

2015 年 12 月 4 日 21：36：32

微中医 *206*

三 七

知道三七为什么叫"三七"吗？三七原名"山漆"，以其生长两年后，每株生长三个叶柄，每个叶柄生七个叶片，所以，又称之为"三七"。李时珍在《本草纲目》中称三七为"金不换"，极言其贵重也。

三七是最有名的止血药，常用的"云南白药""七厘散"等止血中成药中的主要成分就是三七。三七止血起效快，效果确实，可用于各种出血。不论是跌打损伤、刀枪伤，还是胃溃疡出血、痔疮出血、小便出血等，都可以单用或配伍应用。

三七同时又是最好的活血化瘀药。止血是让血液停止溢出脉外，活血化瘀是将溢出脉外的或是脉管内的瘀血消散化散。止血和活血是相互矛盾的，但就是这样的一对矛盾体就这样和谐地发生在一种植物的身上，并且都有肯定的效果。三七的活血化瘀作用也可以广泛用于各种瘀血。

三七因为既能止血又能化瘀，所以它的作用特点是止血不留瘀、化瘀不伤正。近些年，三七在脑梗死、冠心病、糖尿病等慢性病中应用较多，有许多人每天服三七粉，对于降脂降黏、预防心脑血管疾病有积极作用，但三七性质略显温燥，服用时不可过量，一般以每日 1～2g 为宜，或配伍其他药物一起应用。

三七除了止血和化瘀，还有很好的补气养血作用，补气功同人参，补血效如当归，因此三七又被称为"参三七"。

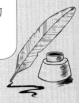

目前市场上三七粉价格相差甚远，难辨真伪，所以服食三七还是要购买三七原药，自己加工成粉，这样更踏实放心。

2015 年 12 月 6 日 21：51：05

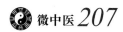 微中医 *207*

大 雪

今天大雪。大雪者，雪下之大也。古人云："大者，盛也，至此而雪盛也。"在我们北方，这是一年里最冷的开始，每年十一月、十二月冷空气特别多而且频繁。

太阳黄经 255°，它老人家离我们越来越远了，白昼继续缩短，黑夜继续加长。

我们这里俗谚："大雪不封地，不过三两日。"但是这些年随着全球温室效应的影响，真正冰冻三尺的样子不多见了。我记得小时候大雪后田野里到处都是冻得很深的裂纹，水库、河流、水塘都冻成一片厚厚的冰，我们在上面溜冰打滑，打陀螺，虽冻得耳朵通红，但玩得热气腾腾。

现在真的没有这种冷天了，但还是挺冷的，还是要注意保暖防冻，上年纪的老人晨练一定得等太阳升起，正如《黄帝内经》中说的"早卧晚起，必待日光"。

下一个节气冬至是冬令进补的最佳时间了。冬令进补最好的还是膏滋，我们医院现在每天熬制十几料、几十料的膏滋，温润、滋补、香甜的膏滋等着您哦……

服食膏滋一定要先服数剂开路药，一定一人一方，因为每个人的体质、疾病情况是不一样的。

又想起那"蔬菜乱炖"，再切上几片肉，或一个猪蹄，半斤豆腐，还有老酒！

2015 年 12 月 7 日 21：44：04

微中医 *208*

红／花、藏／红／花

宋代有位名医叫陆酽，浙江奉化人，医术精湛，名噪当时。新昌有位产妇产后晕厥，新昌离奉化有二百多里路，这位产妇的家人备快马去请陆酽。当时马就是最快的交通工具了，大约估算，马跑二百里怎么也得几个小时吧？所以，陆酽到了以后，患者已经不行了，家人已经给她穿好送终的衣服了。陆酽到了以后，家人抱着死马当作活马医的想法，让他看了看。陆酽看过后断然说："患者没死，速取红花十斤，一定可救！"于是家人急忙买来十斤红花，大锅煮上，把患者放在一张床上，把床架在锅上，周围用布幔围起来。这样蒸了一会儿，患者"哎呀"一声活过来了。

我想起电视剧《神医喜来乐》上也有这么一出，是给一位格格治病，不知喜来乐是否用的也是红花。

产后晕厥多是气虚血脱，夹杂血瘀。用红花熏蒸既可活血，又可补气养血，所以能够使晕厥的患者苏醒过来。

红花其实就是一味常用的活血化瘀止痛药，药性温和。但是，红花的药性与用量有很大关系，一般 3～5g 能补气养血行血；6～12g 则能活血化瘀；若用至 15～30g，则能活血破瘀，就是一味作用峻猛的药了。

红花有一定的美容作用，少量久服，会使皮肤嫩白。当然这个需要较长的时间。

藏红花也叫西红花、番红花，是一种昂贵的药材，作用同红花差不多，但西藏不产藏红花，此花主产于西欧，我国多地有栽培。藏红花在国外是名贵的香料和色料，这大约是它贵的主要原因吧。

2015 年 12 月 8 日 21：01：51

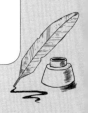

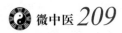 微中医209

核/桃

核桃，又称胡桃、羌桃，由名字可见是由西域传入中原的东西。它是人们最喜欢的坚果之一，与扁桃、榛子、腰果并称为"四大干果"。因为核桃有补肾、益肺、润肠功效，若经常食用能健脑益智、增强体质，所以它有"万岁子""长寿果"的美誉。

核桃甘温，能治肾阳不足导致的腰膝酸软、阳痿遗精、须发早白，以及肺肾不足的虚寒咳喘，许多年前我在《中医杂志》上看到一位老中医治肺气肿的一个验方叫"皱肺丸"，用核桃仁和柏子仁等量，捣如膏，搓丸服食，每次10g，每日二次，久服可使肺气肿明显好转。

核桃富含油脂，有润肠通便的作用，尤其适用于老年脾肾虚弱导致的大便秘结。

核桃仁中间的隔膜又叫胡桃夹、胡桃隔、胡桃衣，味涩，有固涩之功，可用于治疗遗精、遗尿、多汗、久泻久痢等病。中医古典医籍中早有应用，最早见于宋朝《开宝本草》，但是现在应用不多了。这些日子在微信中常看到有推荐这东西的，极言其功效如神，我看未必，只不过是有些收涩固敛的作用罢了。

2015年12月9日 21：43：37

微中医 *210*

芡/实

说到芡实，我先想到了四十年前的现代京剧《沙家浜》，新四军的伤病员藏在芦苇荡里，胡传魁的队伍驻扎在沙家浜，乡亲们不能给战士们送吃的，郭建光带领大家在非常困难的情况下坚持奋斗，一位战士拿着一把芡实告诉郭建光："这鸡头米不是可以吃吗！"后来我上学才知道鸡头米就是芡实。

芡实生于水中，不腐不烂，生长茂盛，独具利水之能且能补肾。其根植水底土壤中，依赖土中营养而成长，得土气，因此有健脾补肾的作用。其味甘涩，涩性收敛固敛，所以芡实可用于脾肾两虚导致的久泻、久痢、自汗、盗汗、遗尿、遗精滑精、带下等滑脱不禁诸症。

芡实是植物果实，无毒，可以单独煮食或蒸食，也可配伍其他药物应用。中成药有水陆二仙丹，即用芡实和金樱子蜜合为丸，还有金锁固精丸，都治遗尿、遗精。

老年脾虚久泻，可用芡实、薏苡仁各适量，亦可加小米一起熬粥长期食用，有健脾补肾、利湿止泻之功。

芡实毕竟收涩，对于大小便不利的人，非其所宜也。

2015 年 12 月 10 日 21：41：19

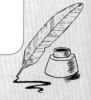

微中医 *211*

金/银/花

金银花，又称双花、二宝花、银花，因花初开时为白色，后渐转为黄色而得名。

传说在一千五百年前，在中原大地一个叫黄池（今河南封丘县）的地方，有一位黄姓中医，医术精湛，医德高尚。他有一对如花似玉的双胞胎女儿。有一年，当地发生瘟疫，百药无效，乡亲们相继病亡，黄先生苦思良方不得，急得茶不思饭不想，须发俱白。两个女儿看到老父亲的焦虑，很想为父分忧，于是相约去药神庙祷告，愿化为良药，救治乡亲，解除父忧。药神为二女诚心所感动，答应了她们的请求，于是将二女化为一株花树，并托梦给黄先生说某处有如此花型神药，可解当前瘟疫。黄先生第二天依梦中所言，果然找到了这棵花树，用这棵树上的花煎药给患者服下，患者立刻化险为夷了。后来黄先生和乡亲们知道了这棵神树是双胞胎女儿所化，于是就叫这棵树为金银花树，树上的花叫金银花。为永远纪念舍生救助乡亲的这两个女子，大家就把生长这棵花树的地方改叫黄德村（现封丘黄德镇），并且每年都举行盛大的纪念活动。

金银花是最常用的清热解毒药，也是大多数家庭自备药箱中的常客。金银花性味甘寒，质地甘润，能清热解毒，可用于各种火热之证。而且金银花在清热中还有解表发散的作用，没有大黄的苦寒伤胃，亦没有黄连的苦寒伤阴，既可解表，又可清里；既除心胃肺邪热，又解肌表疔疮疖毒、痈疽脓疡。

大家都知道咽喉肿痛时，可用金银花加甘草泡水代茶饮。只是，金银花用量要重，甘草要轻。

2015 年 12 月 11 日 21：42：05

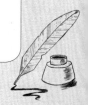

微中医 *212*

蒲/公/英

相传很久以前，有位姑娘得了乳腺炎，红肿疼痛，羞于启齿。后来她的母亲发现了，就逼问她发生了什么事，因为封建社会，未婚女子得乳腺炎是很丢人的事。满怀冤屈的姑娘无奈来到河边，准备跳河自杀。这时河中有一位蒲姓老渔人在和他的女儿小英一起撒网捕鱼，救下了寻短见的姑娘。小英耐心询问，得知姑娘自杀的原因并告诉了爹爹。老渔民听了一笑，去岸上拔了一把野菜，让小英洗净了，捣成糊状，给姑娘敷上了。过了几天，姑娘的乳腺炎完全好了，老渔民爷俩把她送回家，并且告诉他们用的是什么野菜。姑娘全家感激不尽，为纪念这位老渔民爷俩，就把这种野菜叫作"蒲公英"，慢慢的，大家也都知道蒲公英是治疗各种疮疡肿毒的良药。

蒲公英苦甘寒，和金银花一样是清热解毒的良药，可用于治疗各种疮疡肿毒，内服外敷，其效如神。

蒲公英不仅可清热解毒，还是一味良蔬，生食、热炒、清拌都可，苦甘中有种清爽气味。

我们这里遍地都是蒲公英，春来开鲜丽的黄花，花后生成毛茸茸的花序，一阵风，小伞一样的花绒携带一粒种子离开母亲的怀抱，随风去向远方……

常见有人将蒲公英晾晒半干，在锅里微火炒，晒干代茶饮。这种蒲公英茶气味芳香清凉，炒过后寒性大减，适宜于老年人胃中郁热不舒，既可清胃热，又不伤胃，但如果是邪毒实热，炒过的清热之力就不足了。

2015 年 12 月 13 日 20：46：16

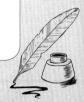

微中医 *213*

菊/花（白/菊/花、黄/菊/花）

菊花是世界性的花卉，在我国各地广泛种植，为大家共同喜爱的花卉，是我国十大名花之一（兰花、梅花、牡丹、菊花、荷花、月季、桂花、杜鹃花、水仙花、茶花），也是花中四君子之一（梅兰竹菊），还是世界四大切花之一（菊花、月季、康乃馨、唐菖蒲）。

菊花最早的产地是中国，公元 8 世纪左右传入日本，17 世纪由荷兰商人传入欧洲。在我国，无论是王公贵族、骚人墨客，还是平民百姓，无不喜爱菊花，赋予菊花各种美好的寓意：以其益寿延年，称之为"寿花""延年"；以其花色繁多俊秀，称之为"金英、黄华"；以其秋日盛开称之为"秋花"；以其得天地精华称之为"日精"；以陶渊明的"采菊东篱下，悠然见南山"，称之为"陶花"；以其飘逸不群，称之为"隐逸花"；以其产地和加工方法不同，又有滁菊、贡菊、亳菊、杭菊……

菊花味辛甘苦，性寒，有疏散风热、平肝明目、清热解毒的功效。外感风热，头痛，咳嗽，咽干咽痛，可用菊花、桑叶、金银花各适量煎服；肝热亢盛，双目红赤，可用菊花、天麻、钩藤等水煎服；如果是肝阳上亢，虚热虚烦，耳鸣，失眠，可以菊花适量，装枕头一个，夜来阵阵清香伴你入眠，烦可除，鸣可消，寐香甜；若疮疖肿毒，可捣适量菊花如泥外敷患处，效同蒲公英，也可与金银花同煎服用。

菊花茶，无论市售还是自采，用开水冲泡，犹如花开杯中，秀色可餐，气味清香甘冽，可润喉、清热、除烦、安神，只是脾胃虚寒者不宜久服。

注意！药用菊花分白黄二种，白菊花多用于平肝潜阳，治头晕耳鸣等；黄菊花（也称野菊花）多用于治疗风热感冒、疮疖肿毒，若颠倒应用，虽无大碍，但不得其佳效耳。

2015 年 12 月 14 日 20：16：19

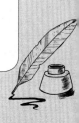

微中医214

石膏

石膏分生石膏和煅石膏二种。生石膏辛甘大寒，能清热泻火、除烦止渴；煅石膏甘辛涩寒，能收湿敛疮、生肌止血。

莫要小觑这个清冷晶莹的石头。生石膏泻火退烧的作用可与西药相媲美，若用激素退热，作用虽快，但反复也快，而且会给身体带来后续各种不良反应，但用生石膏就不会有这些不良反应。

无论大人儿童，若感冒发热、无汗、咳嗽、咽痛，均可配伍知母、金银花、黄芩、柴胡等应用；如果高热不退，无汗烦闷，可速用生石膏 60～120g，加大米适量，同煮至大米烂熟，去渣，热服一碗或少量频服，直至鼻尖、额头微微汗出，高热可退；如果是汗出而热，则不必热服，温服即可，服后不必加重出汗。

生石膏最大的好处是没有"邪味"，用大米煮的生石膏汤，如同米汤，所以尤其适合儿童服用。有小孩的家庭可以适当储备一些，这个东西还有个好处是放多久也不霉不腐，也不会失效。还要注意，要想清热泻火、除烦止渴，一定要用生石膏，有些药店生熟不分，如果是粉状，口尝有点涩，多是煅石膏。如果还吃不准，就来中医院买，保证是纯正的生石膏。

生石膏不仅用于治感冒发热，对于肺胃郁热也有极好的清泻作用，清泻中有发散，清泻中能生津，没有黄连的苦泻，没有生地黄的滋腻，没有大黄的败胃，是肺胃热盛的常用药物。

　　生石膏用量因人而异，民国名医张锡纯用到一斤，一般人可用到 120g，热重体质强壮者可至 200g。

2015 年 12 月 15 日 20：52：32

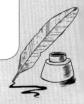

微中医 *215*

大 黄

从前，有位医生姓黄，过去的医生，许多都是自己采挖收集药材，这位黄医生善于上山采挖黄芪、黄芩、黄连、黄精、黄根五种药材，人称"五黄先生"。这天黄医生不在家，去了一位孕妇家诊病，她身体很虚弱，拉肚子已经好几天了。黄先生的徒弟给她开了药，错把泻下的黄根当成止泻的黄连给患者用了，结果患者服了后腹泻加重，把胎儿也泻下来了。于是患者把徒弟告到了县太老爷那里。

黄先生回来后听说这件事，跑到县衙里说："要打要罚就打我罚我，徒弟做错了，是师傅的责任。"县太老爷看到黄先生的诚实，很受感动，只是罚了他几个钱给患者，让她回去好好养养就算了。最后，县太老爷说："你号称五黄先生，得把这五黄弄明白了，不然会再出错的。"老先生答应了，就把黄根改成"大黄"，一直沿用到现在。

大黄号称"将军"，性味苦寒，是妇孺皆知的"泻药"，服后会拉肚子。其实，泻下只是大黄的一个基本功效，它还有很好的清热解毒、凉血活血、利胆退黄等作用。并且大黄的泻下作用常随用量大小、炮制方法不同而不同。

小量，3～5g，缓泻；6～12g，轻泻；12～30g，重泻。生大黄劲大劲猛，醋大黄泻下中有敛，酒大黄善清上焦，大黄炭清热凉血止血。生大黄久煎后泻下作用也会减弱，而用开水浸泡服用时泻下作用最强。

急慢性咽炎，可用生大黄 3～5g 开水泡服；口疮可用生大黄泡水漱口；各种出血可随方配伍。

毕竟大黄是攻逐泻下的药物，体虚者不宜久用，老年人不宜久用。常见老年便秘者习惯用大黄泡水喝，往往会越喝越多，时间久了，也会损伤脾胃，还是应该请医生辨证施治为好。

2015 年 12 月 16 日 21：32：14

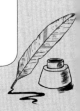

微中医 *216*

冬/虫/夏/草

冬虫夏草，真的是"冬虫""夏草"。它是一种真菌（冬虫夏草菌）寄生在一种小虫子（蝙蝠蛾的幼虫）体内后生成的一种复合体。在夏天，冬虫夏草菌钻到幼虫的体内吸收幼虫的营养，秋后受到感染的虫子钻到地下，菌在虫子体内继续生长，这时候是虫。到第二年春夏，虫子死了，体内的菌生出菌丝体，就成了草。冬虫夏草只生长在海拔 3800 米以上的高寒地带，前天看电视，在春天白雪皑皑的高山下，少数民族的人们冒着严寒，趴在地上，寻找虫草，极为辛苦。

相传，乾隆由于操劳过度导致体虚乏力、腰膝酸软，吃遍宫廷御医的各类方子，效果不大。善于察言观色的和珅请来一位民间医生，他用冬虫夏草、枸杞子、山药三味药煲鸡汤，乾隆坚持服用一年后体力大增、恢复如初。自此虫草进入宫中，并慢慢流传到民间，成为一味滋补良药。

冬虫夏草，性味甘平，不过一般来说，生长于寒地的草木类多具温性，能补肾益肺、益精壮阳。冬虫夏草的补益作用不弱于人参，严格说是各有所长。近些年，冬虫夏草被人炒作得有些玄乎，一二百块钱一根，其实它的滋补强壮作用并不是那么强烈速效，以乾隆这样的条件，吃了一年才有显著效果，所以它是一味具有滋补强壮作用的中药，但是得长期坚持服用才有良效，一般人吃那么一两根或三五根，只当是吃个新鲜罢了。

2015 年 12 月 17 日 20：55：13

微中医 *217*

枸/杞/子

话说盛唐时，丝绸之路上来了一帮西域商贾，到客店住宿，看到一位年龄约莫 50 上下的女子在训斥一位老态龙钟的老者。一位客人上前问道："你们中华号称礼仪之邦，尊老爱幼，你这位年轻女子怎么能如此呵斥你家老人呢？"女子听了，脸一红，跑到屋里去了，那老者咳嗽几声，说道："这位客人，您有所不知，刚才是我奶奶，她已经 150 岁了，因为我不听她老人家的话，没有坚持服用枸杞子，所以这才九十多岁就老成这个样子，奶奶生气了。嗨嗨，悔不当初啊。"

西域客人听了老者的话，诧异不已，虚心向老奶奶求教，老奶奶告诉他，每天坚持服用枸杞子，虽 150 岁，仍如同青年。客人闻听后，把货物卸下，什么也没买，只买了大量枸杞子，运回国内去了，从此，枸杞子延年益寿的作用在西方国家就传开了，这也就是个传说吧。

枸杞子，性味甘平，滋补肝肾，益精明目，入口甘甜中略带酸涩，酸涩固敛，因此于补益中能固精收敛，用治肝肾不足的两目干涩、视物昏花，如杞菊地黄丸；治肾精不足、腰膝酸软、须发早白、脱发，如七宝美髯丹、五子衍宗丸。

长期嚼服枸杞子，或熬制膏滋，或配伍麦冬、沙参、葛根等水煎服，对糖尿病有一定作用。

少年白发，可用枸杞子加蜂蜜浸泡，随意食之，久之白发转黑。

枸杞子虽是补肾良药，但究其性质平和，须常服久服方见奇效，如同上面说到的冬虫夏草，兴之所至，吃一两天或十几天，也只当尝个新鲜罢了。

2015 年 12 月 20 日 20：56：20

微中医 *218*

焦/三/仙

　　焦三仙不是一种药，而是焦山楂、焦麦芽、焦神曲三药的合称，因为这三种药都有很好的消食导滞作用，常常一起用于治疗食积，称为"焦三仙"。焦，是炒焦的意思，炒焦的药物，有健脾胃的功效。仙者，言其功效如神也。

　　食积就是吃多了，撑着了。小儿饮食不知自节，遇到喜欢的食物，吃起来没完，结果食后出现腹满腹胀，甚至呕吐腹泻。脾胃功能强者，吐泻后食积排出，脾胃能自我修复，过一两天就好了（有人在这时候看到孩子上吐下泻，慌忙去吃消炎药，去挂吊瓶，这是错误的，这时候的吐泻是一种自我保护，应该让其尽情吐泻，吐泻出积食，身体自然恢复，如果用了药，将积食滞留胃中，将会出现长期的脾胃不和）；如果脾胃功能虚弱者，多食后不能迅速排出，瘀积胃中，持续腹胀、嗳气，不思饮食，这时候就得用焦三仙了。可用焦三仙各 10～20g，水煎服，或服用以焦三仙为主的中成药如大山楂丸、保和丸等。

　　三药虽都消食积，但也各有所长：焦山楂，善消肉积，肉食类吃多了可单用焦山楂一味煮水喝，而且山楂还有降脂作用，和消积的道理是一样的。焦麦芽，善消谷类食积；生麦芽还可回乳，小孩哺乳期满，欲使乳汁分泌减少，可用生麦芽 120g 煎服。焦神曲，善消面食类食积，因其具有发酵性质、发散之性，所以有食积伴外感时最为适宜。

　　焦三仙，消食化积，健脾开胃，家中可以常备一些。

　　2015 年 12 月 21 日 21：22：46

微中医 *219*

冬/至

今天冬至。太阳黄经 270°，是我们北方一年中白昼最短的一天，也是夜晚最长的一夜。过完这一天，白天开始慢慢变长，夜晚慢慢变短。大自然的气温变化，自入冬开始，阳气内敛，至冬至阳气内敛结束，开始向外缓慢升发，称为"冬至一阳生"。

我们身体的阳气也会随自然的变化而升发，但这时候的阳气十分脆弱、娇嫩，所以冬日里好好护惜这份阳气是非常重要的。在天文学上，冬至是冬天的开始，但在我们北方，冬天已经有些日子了，而冬至是严寒的开始。冬至后是小寒，然后是大寒。并且从冬至这天开始交九，也是标志着真正的寒冷才刚刚开始。

大自然就是这样奇妙，在真正寒冷的时候，阳气开始升发。细细想来，只有这样，升发的阳气才会在严寒的磨砺中更加沉稳有力，才会更加强劲苗壮，而不会浮散无根基。只有沉稳强劲的阳气才能够在春天给万类生命生长的能量，才会在夏天给万类生命壮大的温度。

所以在冬至后的日子里，好好地护惜我们的阳气吧，早睡晚起，户外的活动一定要等到太阳升起后，活动也应轻柔舒展，不能过分剧烈，更不宜大汗淋漓，因为这是最伤阳气的。饮食宜温润，营养丰富，不宜辛燥更不宜寒凉。

这些日子也是风寒感冒多发的时候，门诊上感冒患者不少。

冬天的感冒容易化热，出现口干咽痛、咳嗽、头痛，虽是火热气盛，但治疗时还是要注重发散，不可过于寒凉，也要护惜阳气。

2015 年 12 月 22 日 20：04：4

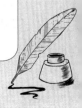

微中医 *220*

尘/雾

今晚好大的尘雾！从来没有见过这么大的尘雾。刚才游泳回来，我竟找不到回家的路了。

深冬原本是不该有这么大的雾的，但由于此时气温比往年偏高，水汽不能凝结，与空气中的微尘颗粒组合而形成尘雾。雾是水汽，尘是微尘。尘雾吸入肺中，影响肺的呼吸，清气不能吸收，浊气不能呼出，轻则咳嗽吐痰，重则胸闷发热。

此时最好是少出门。若必须出门，戴个口罩是有必要的。

我们用"厨中十全翡翠汤"化裁一下，煮点给全家人喝，可以发散邪气，清除水湿痰浊，减少感冒：萝卜、藕、银耳、生姜、大蒜、冰糖各适量，水煮，喝汤，吃菜。

2015 年 12 月 23 日

微中医 *221*

小 儿 感 冒（一）

在《微中医》里说感冒的话题已经不少了，今天旧话重提，重点说小儿感冒是因为一位妈妈。

这位妈妈是来给孩子拿治疗咳嗽的中药。说起来，孩子感冒3天了，没有发热，只是有些轻微的咳嗽。我问孩子平时感冒多吗，她说不多，一年顶多一两次，每次感冒两三天，从不发热，只是推拿一下，或者服用几天我们的"厨中十全翡翠汤"就好了。

真令人欣慰！这该是多么好的一种状态！孩子每年感冒一两次是十分有必要的，通过感冒能刺激身体的抗病能力、免疫能力、自我修复能力，使这些能力在实战中得到强化。比如一个国家的军队，单纯靠军演是学不会打仗的，从红军、八路军到解放军，包括毛泽东等一大批军事家，也不是生来就会打仗的，只有在战争中学习。

所以，第一，不要怕孩子感冒，要欢迎孩子感冒，感冒一次叫"一场春雨一场暖"，孩子在感冒中能增强抗感冒的能力；第二，感冒了不要急于吃药，先试试推拿，再试试我们的"厨中十全翡翠汤"，最后还有小中药；第三，如果孩子发热，低于39℃时不要急于退热，发热也是一种自我保护，是身体的推陈出新，还是成长的伙伴。但前提是保证充足的饮水。

2015 年 12 月 24 日 21：23：50

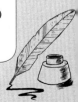

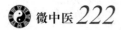 微中医 *222*

小／儿／感／冒（二）

白开水是治疗感冒最好的药物。不仅是小儿，对于成年人来说白开水也是感冒后的首选。

感冒发热会消耗身体的水分，必须及时补充。如果水分补充不及时，自身的防御系统就难有效祛除外感邪气。就好比不同重量级的两个人摔跤，重量级的人虽然力大无比，但如果束缚了他的手足，使他无法施展，很有可能会被轻量级力气小的人摔倒的。大多数普通感冒之所以会转化成严重的肺炎、心肌炎、肾炎等，都是因为体内缺乏充足水分而导致邪气入里损害器官。

一个普通感冒的患者如果有足够的饮水，足够的休息，一般 3 天左右可以自愈，而且不需要任何药物。现在的人感冒后不注意休息，不及时喝水，而是服用大量的各类感冒药，一天不见好转就去打点滴，结果原本两三天就可以好的感冒，硬生生拖成七八天，甚至十几天。这样不仅给身体带来许多伤害，而且还抑制了自身的抗病能力。

有些小儿感冒后反而不喝水了，怎么喂也喂不进去。这是因为感冒后邪气阻碍了脾胃的运化功能。这时候可以想法给孩子补充水分，比如加点果汁啦，或者在白开水里加点糖、奶等，动之以情，晓之以理，威之以势，只要能开始喝水，脾胃就开始运化，再喂就容易了。

大量饮水的同时要配合有效的推拿。

2015 年 12 月 25 日 21：35：47

☯ 微中医 *223*

小/儿/感/冒（三）

小儿推拿是治疗感冒的重要方法，可以与喝白开水同时进行。

正规的小儿推拿有许多特定的穴位和手法，不是我们这小小的《微中医》所能尽述的，所以请大家请教专业的推拿医师，或自己上网查阅。这些日子在微信上经常见到这类文章，一般来说，只要穴位大体准确，手法基本合适，都能发散邪气、活跃气血，都会有一定的治疗作用。

除正规推拿外，民间也有许多诸如刮痧、放血等方法，这些方法应用简单，取效甚快。

刮痧：将黄蒿揉软，蘸酒刮小儿前胸、后背等处，刮至皮肤充血。或用茶碗口沿，蘸香油刮痧。小儿皮肤娇嫩，要轻柔有力。若遇有的家长舍不得或小儿不配合，可以采取必要的强制措施，因为小儿奋力哭闹挣扎完全是一场有效的发汗疗法，往往刮完了，孩子大哭一场，出一身汗，热也就退下来了。孩子虽然会受点皮肉之苦，但是内在的抗病能力会得到一次很好的强化，这样也是值得的。

放血：在小儿发热时，在耳轮一周，先用手揉搓发红，然后用消过毒的针沿耳轮点刺放血。高热不退时，可取十宣（手指尖）放血，能有效退热、定惊，但是很疼。大椎（令小儿低头，颈后最高处后凹陷中）点刺出血对退热也十分有效。

另外，用温水泡脚、藿香正气水敷脐等方法也都是行之有效的，都比西药直接抑制体温中枢或直接刺激汗腺发汗等退热效果强得多。

2015 年 12 月 28 日 22：01：45

微中医 **224**

小/儿/感/冒（四）

在用过开水疗法、推拿疗法后，如果孩子的感冒还没有好转，就要考虑中药了。

所有感冒都是风寒。但根据每个人的体质不同，这个风寒持续时间有长有短。无论何时感冒都是表证，都应该始终不离解表。

如果是风寒在表尚未化热，患者发热、恶寒（这个恶寒是区别风寒风热的重要标志，就是患者怕冷、甚至战栗）、头痛、舌苔薄白，药用荆芥、防风、桔梗、杏仁、金银花、黄芩、柴胡、甘草。

如果只是发热，不恶寒，有头痛、咽痛、咳嗽，舌苔薄黄或黄厚，这就是风寒入里化热了，或者是表寒未解、邪已化热，药用荆芥、桔梗、杏仁、金银花、黄芩、桑白皮、石膏、甘草。

这两类基本情况会因个人体质不同而发生不同的变化，因此在临床中应该根据不同的情况而随证处方用药。

如果小儿高热不退，可用生石膏 60～120g，加入等量或稍多些的大米，水 3 碗，同煮至米烂熟，去渣，少量频服，至鼻尖、额头微微汗出，即可退热。这是一个变通的白虎汤。

2015 年 12 月 29 日 21：02：52

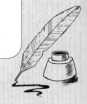

微中医 225

小 儿 感 冒（五）

一般情况下，感冒后总要咳嗽几天。这个咳嗽是呼吸道的自我清理，犹如打完仗后要打扫战场。

咳嗽，有的有痰，有的无痰。有痰的，还要区分痰多痰少、色白色黄、质稠质稀。痰多、色白、质稀是痰湿盛，用二陈汤：半夏、陈皮、茯苓、生姜；胸闷加厚朴、杏仁。痰少、色黄、质稠是痰热，二陈汤加桑白皮、瓜蒌、贝母、黄芩，或用川贝母 3～10g，生梨一个，加冰糖适量，煮水，喝汤食梨，也可加萝卜、竹叶适量。

无痰或痰很少、口干、咽干是肺阴不足，用麦门冬汤：麦冬、人参（或党参，气虚不明显可不用）、半夏、杏仁、百合、五味子等，或用厨中十全翡翠汤中的萝卜、竹叶、梨、陈皮、冰糖煮水，任意饮之。

感冒后咳嗽期间，身体正气尚未完全复原，是最容易重新感冒的时候，尤其是小儿。比如家里大门、院墙损坏，还没有修理好，野狗野猪最容易趁人不备，钻入家中搞些破坏活动，所以这个时候一定要注意避风保暖，避免反复感冒。

感冒期间，忌食蛋、奶、鱼、肉等荤腥厚味，因为这类食物容易生热、生痰，所以感冒期间尽量以清淡饮食为主，有的小儿感冒后食欲不振，这时候少吃点不要紧，只是不要缺了水。

今天是岁末，明天就是元旦了，《微中医》写了整整一年，225 篇。我自认为还是蛮勤奋的，可是一年 365 天竟只有 225

篇，三分之一的时间不知跑哪里去了。不用扬鞭自奋蹄，明年
加油！

2015 年 12 月 30 日 21：39：00

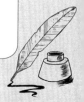